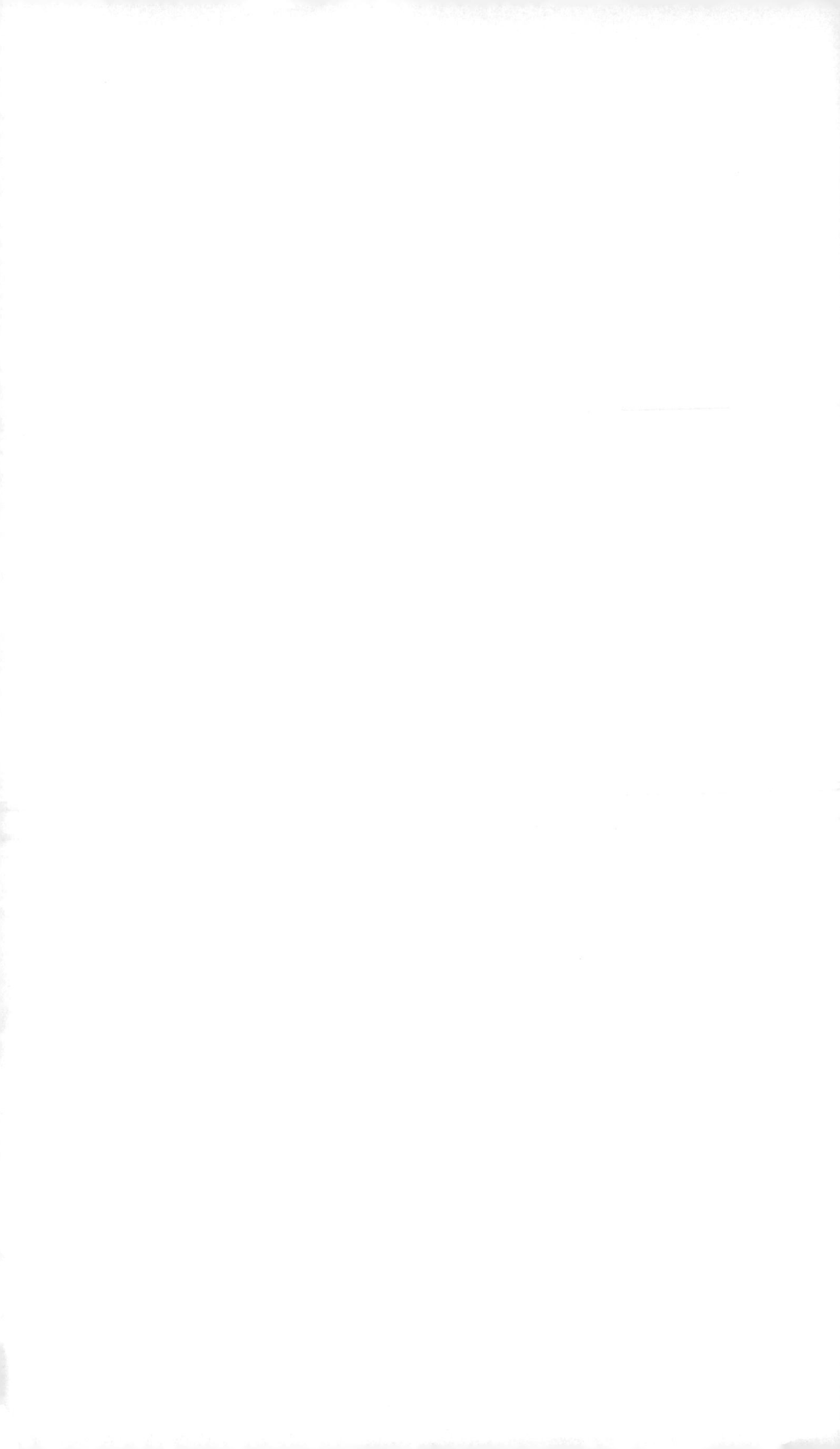

ÉTUDE

SUR

L'AMPUTATION DE CHOPART

SUIVIE DE LA DESCRIPTION

D'UN NOUVEAU PROCÉDÉ OPÉRATOIRE

PAR

LE DOCTEUR V. DUCHAMP

EX-INTERNE DES HOPITAUX ET DE LA MATERNITÉ
LAURÉAT DE L'ÉCOLE DE MÉDECINE 1874, PROSECTEUR DE LA FACULTÉ DE MÉDECINE
MEMBRE ADJOINT
DE LA SOCIÉTÉ DES SCIENCES MÉDICALES

PARIS

LIBRAIRIE J.-B. BAILLIÈRE ET FILS

19, RUE HAUTEFEUILLE, PRÈS DU BOULEVARD SAINT-GERMAIN

—

1879

ÉTUDE

SUR

L'AMPUTATION DE CHOPART

LYON. — IMP. PITRAT AINÉ, RUE GENTIL. 4

ÉTUDE

SUR

L'AMPUTATION DE CHOPART

SUIVIE DE LA DESCRIPTION

D'UN NOUVEAU PROCÉDÉ OPÉRATOIRE

PAR

LE DOCTEUR V. DUCHAMP

EX-INTERNE DES HOPITAUX ET DE LA MATERNITÉ
LAURÉAT DE L'ÉCOLE DE MÉDECINE 1874, PROSECTEUR DE LA FACULTÉ DE MÉDECINE
MEMBRE ADJOINT
DE LA SOCIÉTÉ DES SCIENCES MÉDICALES

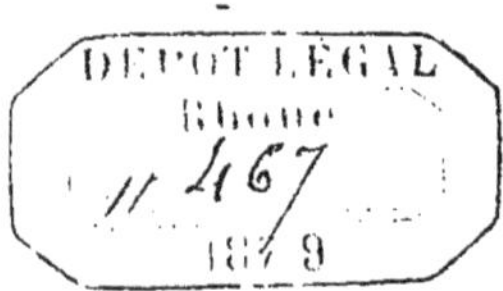

PARIS

LIBRAIRIE J.-B. BAILLIÈRE ET FILS

19, RUE HAUTEFEUILLE, PRÈS DU BOULEVARD SAINT-GERMAIN

1879

AVANT-PROPOS

L'amputation médio-tarsienne, ou opération de Chopart, après avoir joui chez nous d'une grande vogue, a perdu peu à peu du terrain, si bien qu'aujourd'hui elle est généralement abandonnée.

Les Anglais ne lui ont jamais été très favorables.

En Allemagne, au contraire, elle compte de nombreux partisans, et, chaque fois qu'elle est praticable, on lui donne la préférence sur les autres procédés d'amputation au-dessus. Veut-on des chiffres ? Dans son mémoire sur les amputations partielles du pied *(Sammlung klinischer Vorträge*, Leipzig, 1874) Max Schede, mentionne 168 cas dont 157 ne figurent pas dans la statistique publiée en 1863 par C.-O. Weber ; sur ce nombre, on compte 21 morts, 9 réamputations, et seulement 3 cas de renversement du talon. Ce n'est pas ici le lieu d'entrer dans le détail de cette statistique ; contentons-nous de dire que sur 132 opérés chez lesquels on a pu constater le résultat définitif, 110 marchaient bien, et 12 passablement sur leur moignon.

Si l'on met ces résultats en parallèle avec ceux fournis par les autres procédés d'amputation du cou-de-pied et de la partie inférieure de la jambe, on voit qu'ils peuvent parfaitement soutenir la comparaison, soit au point de vue de la mortalité, soit au point de vue de l'utilisation du membre. Restent les questions de difformité et de prothèse qui, toutes choses égales, sont à l'avantage de l'amputation de Chopart.

« Lorsqu'une opération se présente dans de pareilles conditions, quel que soit le nombre des faits antérieurs défavorables, quel que soit le mérite des chirurgiens qui ont cru devoir la condamner, on ne saurait passer outre.

« Aussi bien, il faut examiner à nouveau les différentes pièces du procès. Les insuccès comme les succès ont leur raison d'être et leur enseignement ; c'est ainsi que je serai conduit à établir des catégories parmi les cas, et peut-être à vous proposer certaines modifications dans le manuel opératoire. »

Ainsi s'exprimait M. le professeur Léon Tripier au début des leçons qu'il a consacrées à l'amputation de Chopart.

Attaché, à titre de prosecteur, au laboratoire de médecine opératoire; et ayant pris part aux recherches de notre maître, nous avons pensé qu'il y aurait quelque intérêt à les faire connaître.

Telle est l'origine de ce travail.

Le premier chapitre comprend l'histoire de la question et l'exposé critique des différentes théories qui ont été mises en avant pour expliquer le renversement du talon.

Le second renferme, outre les indications et le choix des procédés, une description complète du manuel opératoire et une étude raisonnée des résultats.

Enfin, sous forme d'appendice, nous donnons quelques détails relatifs à l'amputation astragalo-calcanéenne, et nous faisons connaître la modification proposée par M. le professeur Léon Tripier pour remédier à la bascule du du calcanéum.

Qu'il nous soit permis de rendre un hommage public à notre maître ; nous avons largement puisé dans ses notes, dans son enseignement ; son temps et ses conseils ne nous ont point été épargnés : aussi l'en remercions-nous bien vivement, ainsi que de l'intérêt qu'il a constamment émoigné au personnel de la médecine opératoire.

ÉTUDE

SUR

L'AMPUTATION DE CHOPART

SUIVIE DE LA DESCRIPTION

D'UN NOUVEAU PROCÉDÉ OPÉRATOIRE

CHAPITRE PREMIER

I

HISTORIQUE

La première section du pied dans l'interligne médio-
tarsien paraît avoir été pratiquée en 1746 par Hecquet,
d'Abbeville; mais ce n'était pas là une opération réglée;
le chirurgien avait extrait des os nécrosés par suite de
gangrène, et cela pour régulariser un moignon.

Ce fut Chopart qui proposa le premier, en 1787, cette
désarticulation qui porte aujourd'hui son nom, et qui la
fit entrer dans le cadre des opérations régulières.

Il ne put l'exécuter sur le vivant qu'en 1791. C'était
une innovation, car on avait l'habitude dans le cas de

traumatisme, de carie ou de gangrène de l'avant-pied, de sacrifier non seulement le pied, mais encore une partie de la jambe pour amputer au lieu d'élection.

Aussi l'amputation de Chopart, dont les résultats étaient moins graves, et qui conservait toute la longueur du membre, fut-elle accueillie avec enthousiasme. Mais au bout de quelques années les praticiens s'aperçurent que plus ou moins longtemps après la guérison le moignon se renversait en arrière, devenait douloureux et incapable de supporter la pression et la marche. Déjà en 1790 M. A. Petit signalait un cas dans lequel il fit la section du tendon d'Achille [1]. C'était le premier cas de ténotomie pratiquée en France (Velpeau).

Plus tard, en 1815, Villermé écrivait ce qui suit [2] : « Depuis un certain nombre d'années on a reçu à l'hôtel royal des Invalides de Paris plus d'une vingtaine de militaires amputés dans le tarse. M. Ribes, à l'obligeance de qui je dois particulièrement les détails suivants, a vu tous ces militaires marcher pendant les quinze premiers mois ou les deux premières années après l'opération, puis des douleurs dans la cicatrice être l'effet de la marche et l'accompagner immédiatement ; l'inflammation et, trop souvent, un ulcère survenir, et dès ce moment, ces malheureux être condamnés au repos et à des douleurs insupportables jusqu'à ce qu'on leur ait fait l'amputation de la jambe. Enfin, deux mêmes chez qui la cicatrice ne s'était pas déchirée ont sollicité cette dernière opération, et tous s'en sont bien trouvés. Il y a mainte-

---

[1] M. A. Petit, *Discours sur les maladies observées dans l'Hôtel-Dieu de Lyon pendant neuf années*, prononcé en 1790.

[2] *Journal de méd. chir. et pharm.*, t. XXXII.

nant dans l'infirmerie du même hôtel des Invalides un soldat qui y est arrivé avec un ulcère à chaque extré-mité antérieure de la portion restante du pied, après avoir été guéri d'une double amputation partielle du tarse. On lui a amputé les deux jambes, et ce même homme assure marcher avec moins de difficulté qu'auparavant, quoique ses moignons soient encore enveloppés d'un appareil pour recouvrir les cicatrices à peine fermées. »

Malgré ces résultats fâcheux, l'opération se pratiquait encore ; en 1839 Velpeau comptait cinq succès définitifs sur cinq cas, et Blandin dix sur onze. Par contre, Stanski[1] publiait en 1844 le résultat d'une autopsie (que nous rapportons plus loin) et concluait au rejet de cette opération. De son côté, Malgaigne trouvait à Bicêtre un opéré de Richerand, dont la marche était fort difficile[2].

En 1850 parut le travail important de Robert sur les amputations partielles du pied. Ce chirurgien avait ob-servé le renversement du pied une fois sur trois cas. D'un autre côté il connaissait les faits de Ribes et de Stanski, qu'il publiait dans sa thèse. Aussi était-il d'avis que l'amputation de Chopart donnait de mauvais résultats dans les cas traumatiques, opinion que nous aurons à discuter plus loin.

Quelques années après, Legouest[3], d'après une étude théorique du pied et quelques cas observés par lui, con-cluait au rejet de cette opération.

---

[1] *Gazette médicale*, 1844, p. 528.

[2] *Journal de chirurgie*, 1844, p. 2.

[3] Amputations partielles du pied. *in Recueil de med. chir. et pharm. milit.* 1856, p. 316.

L'année suivante, Bœckel[1] publiait une statistique portant sur trente-trois malades, dont sept seulement pouvaient marcher convenablement. Les autres avaient eu un renversement du pied ou une récidive de leur carie.

A la Société de chirurgie l'opération de Chopart avait été discutée bien des fois, et plusieurs chirurgiens, Marjolin, Chassaignac en 1856, Verneuil en 1857, Huguier en 1860, avaient signalé des résultats excellents au point de vue fonctionnel ; mais c'est surtout en 1860 que la discussion de l'opération de Chopart fut le plus vive. Bouvier accusait la rétraction des muscles de produire de l'équinisme du moignon et conseillait de rejeter cette opération. Son opinion était partagée par la plupart des membres de la Société de chirurgie, tandis que Chassaignac, avec son grand sens pratique, disait qu'il fallait non la proscrire, mais la perfectionner.

Depuis cette époque a paru la thèse de Gross[2], qui publie des statistiques intéressantes, mais sans donner de conclusions personnelles.

En résumé, à l'heure actuelle, la majorité des chirurgiens français repousse l'amputation de Chopart ; un petit nombre l'admet, comme Labbé par exemple, qui pense, avec Nélaton, qu'il ne faut pratiquer cette désarticulation que « chez les vieillards et les gens qui n'ont pas besoin de se servir activement de leur membre[3] » ; Verneuil ne s'y oppose pas systématiquement. Il crée des catégories, et, au contraire de Robert, croit que l'opération est

---

[1] Bœckel, thèse d'agr., Strasbourg, 1857.
[2] Gross, thèse d'agr., Strasbourg, 1869.
[3] Labbé, *Clin. chir.*, 1876, p. 515.

meilleure quand on la pratique pour des traumatismes que lorsqu'on intervient pour une affection organique. La raison de cette différence d'opinion est bien simple : Robert avait en vue les cas de Villermé opérés pendant les guerres de la République et de l'Empire ; Verneuil considère les cas de la pratique civile, que l'on ne peut pas comparer à ce qui se fait sur les champs de bataille.

Telles sont les opinions des chirurgiens français.

En Angleterre, l'opération de Chopart a été pratiquée par plusieurs chirurgiens (voir Hancock) [1], mais elle n'y est pas en grande faveur.

Si, d'un autre côté, l'on consulte les auteurs allemands, on trouve une manière tout autre d'apprécier l'amputation de Chopart. Plusieurs ouvrages ont paru sur ce sujet dans la littérature médicale allemande. En 1863, C.-O. Weber publie des tableaux statistiques [2].

Blasius, de son côté [3], fait un mémoire sur l'amputation de Chopart, avec section de la partie antérieure de l'astragale et du calcanéum, qu'il appelle « talo calcanea », sans indiquer cependant que cette opération avait été proposée pour la première fois par des Français.

Citons encore un excellent mémoire de Max Schede [4], qui traite longuement de l'amputation de Chopart et qui la recommande en citant de nombreux cas tirés de la pratique du professeur R. Volkmann. Nous aurons souvent l'occasion de citer ce mémoire dans le cours de cette étude.

[1] Hancock, *Anatomy and surgery of the human foot*, London, 1873.
[2] *Archiv für klinische Chirurgie, von Langenbeck*, 1863, p. 366.
[3] *Archiv für klinische Chirurgie, von Langenbeck*, 182, p. 521.
[4] *In Sammlung klinischer Voträge*, n° 72-63. Leipzig, 1874.

D'où vient la divergence d'opinions entre les auteurs français et les auteurs allemands ? c'est ce que nous allons rechercher dans les pages suivantes.

II

DÉFORMATION CONSÉCUTIVE A L'AMPUTATION
DE CHOPART

Le grand reproche adressé à l'amputation de Chopart est une déformation du pied survenant d'une manière à peu rès constante, un temps plus ou moins long après l'opération. Cette déformation consiste en une extension forcée de l'articulation tibio-tarsienne, amenant l'ascension de la partie postérieure du calcanéum et l'abaissement de la partie antérieure de cet os ainsi que de l'astragale, de telle sorte que les malades marchent sur la partie antérieure de leur moignon. La bascule du calcanéum a été parfois assez complète pour que la face supérieure de cet os s'appliquât contre la face postérieure du tibia ; cette bascule s'accompagne d'un certain degré de rotation du pied en valgus.

Ces déformations observées par les chirurgiens ont été l'objet de diverses interprétations. Les uns veulent en voir la cause unique dans une rétraction musculaire ; d'autres l'expliquent par des causes toutes mécaniques ; quelques-uns ont apporté une théorie basée sur l'ankylose de l'articulation tibio-tarsienne ; d'autres enfin l'attribuent aux suites d'un travail inflammatoire.

Nous étudierons successivement ces diverses théories.

1° Théorie de l'action musculaire

Elle est basée sur l'action des muscles après la section
de leurs antagonistes. Dans l'amputation de Chopart on
sectionne, en effet, tous les muscles fléchisseurs du pied sur
la jambe, le tibial antérieur, l'extenseur commun des
orteils et l'extenseur propre du gros orteil, qui pouvaient
contrebalancer l'action des muscles de la région postérieure ; or ceux-ci sont conservés en grande partie, car
si on a divisé les fléchisseurs commun et propre et le tibial
postérieur, il reste la masse énorme du triceps sural qui,
par l'intermédiaire du tendon d'Achille, s'insère à la partie la plus reculée du calcanéum, et par conséquent à
l'extrémité d'un long levier. C'est donc le seul muscle qui
puisse agir immédiatement après l'amputation. Lorsque
la cicatrisation est faite, les muscles antérieurs pourront
être fixés aux os, mais ils ne pourront résister au triceps,
car aussitôt après leur section ils se sont rétractés, et par
cela même, ils sont relâchés ; il se passe là ce qui arrive
au muscle droit interne de l'œil, par exemple, lorsque
dans les cas de strabisme interne on recule l'insertion de
son tendon.

On peut donc théoriquement penser que l'action musculaire produit le soulèvement du talon. Aussi a-t-on
accusé le tendon d'Achille d'amener cette déformation.

Pour y remédier, sa ténotomie était tout indiquée ; elle
fut pratiquée pour la première fois par M. A. Petit, en
1790 et appliquée dans la suite par les divers opérateurs.
Recommandée par les uns qui lui durent quelques succès,
elle fut bientôt discutée par les autres, qui n'en tiraient
pas toujours grand avantage ; on l'employait cependant à

divers moments, ou bien en même temps que l'opération.
ou pendant la cicatrisation et avant la marche, ou encore
tardivement, et cela suivant les idées des opérateurs.
Mais, à quelque époque qu'elle fût pratiquée, la ténotomie était souvent impuissante à empêcher le renversement du pied ; les récidives étaient fréquentes, témoin le
malade qui subit trois fois la ténotomie entre les mains
de Velpeau, de Nélaton et de Robert[1], la récidive s'étant
faite après une guérison apparente de courte durée.

Aussi M. Bouvier voyant la ténotomie impuissante
contre une déformation qu'il attribuait à la rétraction
musculaire seule, déconseillait-il la désarticulation médio-tarsienne. Il s'exprimait ainsi à la Société de chirurgie[2] :

« Les effets de cette section dans les diverses sortes de
pied équin jettent quelque jour sur cette question. Toutes
les fois qu'après la guérison du pied équin par la ténotomie, les muscles antérieurs ou fléchisseurs du pied
restent paralysés ou beaucoup plus faibles que les extenseurs, ceux-ci se rétractent de nouveau et reproduisent
l'équinisme, à moins que, par des moyens de prothèse,
on ne supplée pendant toute la vie au défaut d'action des
fléchisseurs.

« ..... Malheureusement, le moignon est généralement
dans les conditions des pieds équins à muscles antérieurs
paralysés, et l'analogie porte à penser qu'en dépit de
l'écartement produit entre les bouts tendineux, la rétraction de la cicatrice qui les unit, la contraction incessante

---

[1] Robert, *loc. cit.*, p. 185.
[2] *Bulletin de la Soc. de chirurgie*, 1860.

du muscle lui-même qui n'est pas contrebalancée par celle de ses antagonistes, doivent entraîner peu à peu le talon en haut, comme dans la récidive des pieds équins avec paralysie des fléchisseurs.

« Il faudrait d'ailleurs, pour donner au moignon la position du talus, l'emploi d'une puissance mécanique capable de relever fortement son extrémité antérieure; or les longues compresses, les bandelettes agglutinatives conseillées dans ce but ne produisent qu'une flexion médiocre, et les moyens mécaniques proprement dits sont ici d'une application fort difficile.

« Aussi l'expérience a-t-elle été jusqu'à présent défavorable à la ténotomie pratiquée pour remédier à l'élévation du talon, après l'amputation de Chopart.

« ..... Il y a plus : les muscles profonds qui reprennent une nouvelle insertion au calcanéum peuvent amener le renversement. »

On a en effet accusé les muscles profonds de ce renvercement; la preuve en est fort difficile. Il n'en est pas de même pour le tendon d'Achille; car, si dans quelques cas la ténotomie a réussi, d'autres fois elle a été totalement impuissante. Et cet insuccès n'est pas causé par le rétablissement de la continuité du tendon d'Achille seulement, mais bien par un autre mécanisme. Car on a constaté des cas de renversement extrême du talon avec relâchement du tendon d'Achille qui affectait la forme d'une courbe à concavité postérieure.

De plus, on pourrait aussi ajouter que la ténotomie dans les cas heureux a toujours été accompagnée d'un traitement orthopédique qui doit être compté pour quelque chose dans le résultat final.

La rétraction musculaire ne saurait donc être regardée comme la cause unique du relèvement du talon.

La théorie de la rétraction musculaire ne donnant pas dans tous les cas une explication suffisante, on fut obligé d'en rechercher une autre. Dès l'année 1844, Malgaigne invoquait les conditions de statique du pied ; Sédillot adoptait ses idées, et en 1857 Legouest indiquait d'une manière à peu près semblable la cause des déformations. Nous résumerons ainsi le mécanisme de l'ascension du talon :

A l'état normal la voûte plantaire ne touche le sol que par ses extrémités ; en arrière, par la partie postérieure du calcanéum ; en avant, par le 1er et le 5e métatarsien. Sa partie moyenne est assez éloignée du sol, et cela d'une manière bien plus marquée en dedans qu'en dehors. C'est sur une partie élevée ne touchant pas le sol que repose le tibia qui transmet au pied le poids du corps. A l'état normal la voûte plantaire résiste ; mais, que l'on vienne à supprimer sa partie antérieure, il y aura forcément une bascule ; ce qui restera de la voûte s'inclinera en bas. Il y aura donc de l'extension de l'astragale sur le tibia, c'est-à-dire une ascension de la partie postérieure du calcanéum. La figure 7 permet de bien saisir ce mécanisme.

On comprend que plus la voûte plantaire est prononcée, plus le renversement doit être grand ; or c'est dans les pieds plats que la voûte est le plus faible ; ce serait donc dans ces cas que le renversement du calcanéum serait moindre ; des auteurs l'ont écrit, quoique la chose ne soit pas encore absolument démontrée par les faits.

En outre de l'élévation du talon, le moignon subit un mouvement de torsion en valgus (Blasius regarde cet équin-valgus comme la condition obligée d'un bon moignon). On peut démontrer aussi d'une façon toute mécanique l'existence de ce mouvement de torsion :

Le squelette du pied à sa partie interne est profondement excavé pour recevoir les nerfs et les vaisseaux plantaires. Cette excavation est assez prononcée pour que la majeure partie de la face interne du calcanéum soit située en dehors de l'axe prolongé de la jambe. Il y a donc une tendance au renversement de la partie interne du pied. Ce mouvement est empêché à l'état normal par l'avant-pied qui résiste en avant et en dedans; celui-ci supprimé, le mouvement se produit nécessairement.

On conçoit que cette disposition ainsi que le relèvement du talon s'exagère par la marche ; celle-ci faisant porter tout le poids du corps sur l'astragale déjà incliné sur le tibia, tend à chasser cet os en avant et en bas. C'est là un danger bien indiqué par Bœckel, mais il est loin d'être constant ; en général les ligaments résistent et empêchent cette luxation de se produire.

3° Théorie de l'ankylose

Elle est généralement rapportée à Szymanowski. La surface articulaire de l'astragale est plus étroite en arrière qu'en avant de 2 lignes à 3 lignes 1/2. Dans la flexion dorsale, les malléoles tendent à s'écarter ; on peut s'en assurer à l'aide d'un compas d'épaisseur. Selon Szymanowski, après l'amputation de Chopart, l'articulation tibio-tarsienne s'ankylose parce qu'elle ne fonctionne plus et qu'il n'y a plus de sécrétion du côté de la synoviale ; il en résulte que la mobilité des malléoles disparaît et que le péroné se rapproche du tibia. D'un autre côté l'opération détruit tous les muscles qui peuvent réagir contre cette tendance à se rapprocher des deux os, en fléchissant l'astragale ; il est alors facile de comprendre que la partie antérieure de cet os plus large ait de la tendance à s'échapper en avant et à produire ainsi la rétroversion du pied. L'action du poids du corps vient encore s'ajouter à cette cause et précipite le résultat ; mais cela n'est pas nécessaire.

Conséquent avec sa théorie, Szymanowski veut que cette ankylose inévitable se fasse en bonne position. Dès lors il conseille de faire pendant l'opération quelques piqûres et quelques scarifications à la synoviale tibio-tarsienne pour provoquer une arthrite amenant l'ankylose pendant que l'on maintient le pied dans une position convenable. Il est curieux de constater que, sans recourir à la même théorie, Chassaignac a indiqué l'ankylose comme un perfectionnement à apporter à l'amputation de Chopart.

Max Schede, qui examine cette théorie, dit qu'elle est basée sur une hypothèse, en ce sens que l'articulation tibio-tarsienne ne s'ankylose pas. Blasius, en effet, sur vingt et un cas, n'a pas observé cette ankylose, et R. Volkmann ne l'a jamais vue. Demme ne l'a constatée que deux fois sur quatorze cas dont treize sont des succès (1864). Dumreicher, sur deux amputations de Chopart et deux talo-calcanéa a vu survenir l'ankylose une fois ; mais on avait ouvert l'articulation tibio-tarsienne.

Les auteurs français n'ont pas observé cette ankylose, et nous avons vu qu'elle n'existait pas dans les autopsies que nous avons relatées.

D'un autre côté les muscles fléchisseurs du pied sur la jambe s'attachant de nouveau soit à la cicatrice, soit aux os, sont susceptibles encore de produire des mouvements volontaires du pied, comme on l'a constaté bien des fois.

Cette théorie ingénieuse pèche donc par sa base ; elle n'est pas acceptable, et nous n'avons pas à insister autrement sur les déductions thérapeutiques qu'en tirait son auteur.

4 Théorie de l'inflammation

Pour beaucoup d'auteurs, le renversement du talon serait dû à des phénomènes d'inflammation soit dans les articulations du cou-de-pied, soit dans les tissus environnants.

A l'appui de cette manière de voir nous citerons d'abord l'observation de Stanski[1], qui est la première en date. Voici le résultat de l'autopsie :

Après avoir disséqué avec soin le pied, on voit que tous les tendons des muscles de la région postérieure de la jambe, tels que ceux du jambier postérieur, du long fléchisseur du gros orteil, du fléchisseur commun, ont une insertion fixe à la partie antérieure de la face inférieure du calcanéum ; les deux tendons des péroniers latéraux s'attachent aussi à cet os, et comme leur poulie de renvoi, formée par la face postérieure de l'extrémité inférieure

[1] Stanski, *Gazette médicale*. 1844. p. 528.

du tibia et du péroné, est plus en arrière que leur insertion, on imprime, en tirant sur ces muscles, un mouvement d'extension au calcanéum et à l'astragale.

Les tendons du jambier antérieur et de l'extenseur commun des orteils prennent leur insertion sur la peau : par conséquent cette insertion étant mobile, les tendons n'ont aucune action sur les os, et il n'y a que l'extenseur propre du gros orteil qui s'insère au bord postérieur de la facette antérieure de l'astragale, encore n'imprime-t-il à cet os qu'un mouvement de flexion très borné.

Presque toute la portion du calcanéum qui se trouve au devant de la facette articulaire supérieure externe a été enlevée par la résection ; cependant on voit encore une grande portion de cet os, ainsi que de l'astragale qui est carié. Les deux os sont tellement tirés en arrière et en haut que le calcanéum touche le bord postérieur de la face articulaire du tibia.

Enfin, outre les tendons des muscles postérieurs de la jambe, qui tirent le pied en arrière, le calcanéum est encore fortement fixé dans l'extension par les fibres postérieures des ligaments latéraux et surtout par celles de l'externe qui se sont rétractées et forment comme une corde très solide. L'astragale est luxé en avant et est sorti presque entier de la poulie formée par les extrémités inférieures du péroné et du tibia, de manière que sa facette articulaire antérieure regarde en bas. Après le relâchement de tous les tendons postérieurs, il est impossible de faire rentrer cet os à sa place et de ramener en avant le calcanéum qui est maintenu en arrière par le ligament latéral externe, comme nous l'avons dit.

A côté de ce fait nous rapporterons encore une observation due à Foucher[1].

Les mouvements articulaires sont très obscurs, et l'on ne peut redresser le calcanéum, malgré l'ablation du tendon d'Achille. En avant est une lame fibreuse glissant sur les os et adhérente à l'extrémité antérieure de l'astragale ; il est impossible d'y distinguer les tendons des muscles extenseurs du pied... Lorsque la dissection a isolé les tendons postérieurs et que ceux-ci ne peuvent plus

---

1 *Bulletin de la Société de chirurgie,* 1858-59, p. 121.

former un obstacle au redressement du calcanéum, cependant l'os est maintenu dans sa position vicieuse par les parties postérieures des ligaments de l'articulation et par un tissu fibreux compris dans l'angle formé en arrière par le calcanéum et les os de la jambe... Le tendon d'Achille n'avait nullement contribué à maintenir l'élévation du talon ; cette élévation était due principalement au tissu fibreux de la face postérieure de la jambe et aux ligaments postérieurs de l'articulation.

Dans ces deux cas il s'agit de malades ayant eu des phénomènes d'inflammation secondaire dans leur moignon. Pour le cas de Foucher, il y a quelques particularités intéressantes : le malade opéré n'avait pas eu de fusées purulentes, ni de complications, mais jamais la cicatrisation n'avait été complète ; il était toujours resté une fistule. Malgré cela, le malade avait marché ; plus tard survinrent les douleurs. — L'absence de cicatrisation complète sur laquelle l'auteur n'insiste que très peu, nous paraît devoir être prise en très sérieuse considération dans l'appréciation du résultat.

Voici maintenant un fait de M. Verneuil[1], d'une grande importance à cause des détails qu'on y rencontre. Le sujet en question avait été opéré en 1851 par Lenoir, pour une carie du pied gauche ; la cicatrisation s'était faite régulièrement en deux mois ; après quoi le malade avait pu marcher. Ce n'est que dix-huit mois après qu'il eut une récidive de sa carie, et deux ans plus tard des douleurs pendant la marche. Puis le pied droit se prit à son tour, et en 1855 le malade mourut de tuberculose. Voici l'autopsie de son moignon disséqué par M. Verneuil :

[1] *Bulletin de la Société de chirurgie*, 1856-59, p. 386.

La rangée postérieure du tarse a complètement changé de posi
tion ; le talon est très élevé. Le calcanéum est devenu presque
parallèle au tibia, derrière lequel il est entièrement placé ; l'axe
de cet os a une telle direction qu'il fait avec l'axe de la jambe un
angle aigu ouvert en haut et qui mesure à peine 25°... La face
supérieure, ordinairement horizontale, est par sa partie antérieure en contact avec le rebord postérieur de la poulie articulaire
du tibia, et le contact entre ces points osseux est si intime qu'ils
s'articulent ensemble par deux facettes de nouvelle formation qui
ne mesurent pas moins de 2 centimètres transversalement sur
plus de 1 centimètre dans le sens antéro-postérieur. Cette articulation nouvelle est entourée en arrière par une sorte de capsule
fibreuse adventice ; ceci nous prouve que la déviation du calcanéum et la portion de la face postérieure du tibia, qui font suite à
cette articulation anormale, sont très rapprochées ; elles laissent
néanmoins entre elles un écartement, un angle, un sinus ouvert
en haut, mais qui est en grande partie rempli par un tissu fibreux
à fibres diffuses, ténu, cassant, analogue à celui qu'on rencontre
au pourtour des articulations chroniquement enflammées. Ce tissu,
vestige irrécusable d'un dépôt plastique antérieur, se continue
avec le périoste, les gaines tendineuses voisines et les ligaments
postérieurs de l'articulation tibio-tarsienne ; il maintient le rap-
prochement anormal du calcanéum et du tibia, c'est-à-dire l'élévation du talon... L'articulation péronéo-tibiale inférieure a par-
ticipé au travail inflammatoire ; ses ligaments sont relâchés et
peu résistants... On est tout d'abord frappé de la diminution de
longueur du calcanéum et de volume de l'astragale : ce dernier
os est réduit à des proportions restreintes : on n'y trouve plus la
tête ni le col... Le calcanéum, pour sa part, a perdu plus de 1 centimètre et demi de sa longueur, c'est-à-dire à peu près toute la
tubérosité cuboïdienne.

... Les muscles antérieurs et leurs tendons, soudés entre eux,
s'épanouissent en une membrane large et mince qui passe au devant de l'articulation tibio-tarsienne pour s'insérer solidement
non pas à la cicatrice, mais bien à la partie antérieure de ce qui
reste de l'astragale... Les tendons des jambiers, des fléchisseurs
commun et propre des orteils sont rétractés ; aucun d'eux ne parait se rendre dans le lambeau : on les trouve insérés au calcanéum plus ou moins près de son extrémité antérieure. Leurs gaines
post-malléolaires n'existaient plus à l'état de membranes syno-

viales. Les tendons ont dû être sculptés dans une gangue fibroïde diffuse... Le tendon d'Achille est dans un relâchement complet. Au voisinage de l'os dont il est séparé par une bourse séreuse bien connue, ce tendon a une direction tout à fait horizontale. L'inflammation ne parait pas s'être propagée jusqu'à lui, car il est brillant, nacré comme d'ordinaire ; tout porte à croire que jamais les muscles gastrocnémiens n'ont été rétractés, qu'à aucune époque le tendon d'Achille n'a contribué en quelque façon que ce soit à l'ascension du calcanéum... L'auteur attribue ce renversement aux muscles profonds de la région postérieure et à la rétraction du tissu fibreux signalée en arrière de l'articulation tibio-tarsienne.

Ce fait est un exemple très net de récidive ou mieux de continuation de la carie.

Nous avons cité des autopsies de moignons succédant à des amputations pour cause de traumatisme et de carie. Dans les deux cas les résultats sont identiques.

Voyons maintenant quel est le mécanisme :

Dans le cas de carie, Max Schede croit que l'opération n'est pour rien dans le renversement du talon. M. L. Tripier pense au contraire qu'elle agit comme cause adjuvante : en effet, la bascule qui en résulte produit des tiraillements, et ceux-ci favorisent la récidive ou la continuation de la carie ; c'est pour cela du reste qu'il conseille la coupe du calcanéum.

Dans les cas traumatiques, il faut admettre une inflammation des gaînes et des tissus parostaux. En effet, dans les autopsies citées précédemment, on trouve les tendons de la région postérieure noyés dans une gangue fibreuse, et des masses résistantes en arrière de l'article tibio-tarsien, traces évidentes d'un travail inflammatoire qui peut avoir été limité aux gaînes ou avoir plus ou moins envahi l'articulation.

Mais, dans certains cas, rien n'empêche d'admettre une arthrite préexistante et par suite il n'est pas nécessaire de faire intervenir une inflammation des gaines et des tissus parostaux. En effet, dans les traumatismes, il y a fréquemment de l'entorse à distance (voyez chap. II, indications dans les cas de traumatisme). Dès lors, rien n'empêche d'admettre que l'arthrite puisse survenir seule ; le résultat sera le même que dans le cas de carie, mais le processus sera différent. Pour éviter les inflammations primitives, on devra apporter le plus grand soin à l'opération elle-même et au traitement consécutif.

En résumé, nous croyons qu'on peut admettre le renversement du calcanéum par suite d'inflammation ; mais cette cause sera de plus en plus rare si l'on cherche désormais à se placer dans de meilleures conditions.

La rétraction du tendon d'Achille pourra encore être mise en cause dans quelques cas assez rares, puisque la ténotomie a donné parfois de bons résultats ; mais ce que nous admettrons surtout, c'est l'influence des pressions mécaniques. A elle seule, cette cause suffit à expliquer les renversements du talon les plus prononcés. Sédillot l'admettait, et Bœckel confirmait plus tard cette manière de voir.

En effet, il ressort des expériences de cet auteur, (reprises et confirmées par Gross) que, après l'amputation de Chopart, il se fait une bascule légère du calcanéum lorsque l'on appuie sur le moignon. L'astragale a de la tendance à être chassé en avant. « C'est là le premier degré du renversement du talon. Les ligaments sont fortement tendus, et aucune poussée n'est assez forte pour amener immédiatement le renversement complet ; on n'obtient celui-ci qu'après avoir coupé tous les ligaments de l'articulation tibio-tarsienne, à l'exception de la partie postérieure des ligaments latéraux ; à ce moment, la moindre pression sur le tibia renverse complètement le calcanéum[1]. »

Si l'on songe que l'on pratique souvent l'amputation de Chopart pour des caries du pied, c'est-à-dire chez des gens dont le système ligamenteux est susceptible de se relâcher, et si l'on remarque d'un autre côté que ce n'est qu'à la longue que les déformations extrêmes se produisent, on sera porté à admettre que le renversement du talon reconnaît souvent des causes toutes mécaniques ; il est faible si les ligaments résistent ; il est considérable si ceux-ci se relâchent.

Nous avons supposé jusqu'à présent qu'il n'existait au moment de l'opération aucune déformation ; nous devons faire cette réserve, car il arrive souvent que les opérés offrent déjà au moment de l'opération un certain état d'extension du pied, ou une tendance marquée à cet état. Souvent l'opération de Chopart se fait pour des caries de l'avant-pied et alors que les malades souffrent depuis longtemps ; si ceux-ci ont tenu le lit, on sait que, dans ce cas, l'extension est la règle, à moins que le pied ne soit soutenu par un appareil. Le poids des couverture peut suffire à expliquer cet état. Lorsque les malades ont marché, c'est le plus souvent avec des béquilles ; or, dans ce cas, les malades laissent pendre le bout de leur pied, et la pesanteur suffit à amener cet état d'extension.

---

[1] Bœckel, *loc. cit.*, p. 28.

Qu'on vienne à opérer des gens chez qui l'extension est devenue pour ainsi dire l'état normal, et cet état persistera après l'opération, avant même que le malade ait pu marcher. Ce sont donc des cas à mettre à part, car la moindre cause pourra alors produire de plus grands effets.

III

CONSÉQUENCES DE LA DÉFORMATION CONSÉCUTIVE
A L'AMPUTATION DE CHOPART

Maintenant que nous avons établi quelle était la déformation et quelles en étaient les causes, il nous faut étudier les conséquences de cette déformation.

A ce sujet, les auteurs français et allemands diffèrent beaucoup entre eux : en France, depuis nombre d'années, on rejette l'amputation de Chopart en se basant sur ce que, à la suite de l'extension du moignon, il se produit pour le malade des douleurs intolérables ; on voit même parfois l'ulcération de la cicatrice, et la carie des os conservés.

En Allemagne, on admet le renversement du pied, mais on ne lui attribue pas les mauvais effets observés en France. Lorsque des hommes de la valeur scientifique de R. Volkmann donnent une opinion nettement formulée, il ne faut pas la rejeter systématiquement, mais bien examiner encore les faits et chercher à se rendre compte de leurs causes.

Nous examinerons successivement la récidive de la carie dans le moignon, et les douleurs qui surviennent parfois après l'opération.

Lorsqu'on rencontre la carie du calcanéum ou de l'astragale chez des sujets amputés par le procédé de Chopart, il ne faut pas d'emblée en accuser la méthode, car cette affection a pu préexister à l'opération. Max Schede en cite une observation des plus concluantes : « Il s'agissait d'un jeune homme d'environ vingt ans, appartenant à une famille scrofuleuse, qui, seize semaines auparavant, s'était fait une entorse grave du pied; bien que l'on eût institué un traitement approprié, l'état du pied s'était aggravé, et en peu de temps, il était survenu une fluc-tuation très nette et certainement de la suppuration de l'une ou de l'autre articulation de la racine du pied; après l'ouverture de l'abcès, on pénétra avec un stylet dans l'articulation calcanéo-cuboïdienne largement ouverte. Les mouvements de l'articulation tibio- tarsienne étaient parfaitement libres, mais les ligaments semblaient très relâchés. L'articulation astragalo-calcanéenne paraissait également complètement intacte. La question se posait ainsi : fallait-il pratiquer l'amputation de Chopart ou préférer celle de Pirogoff? En dernier lieu, on se décida pour celle-ci, bien que, d'après le siège du mal, on eût pu très bien faire l'opération de Chopart avec résection des surfaces articulaires de l'astragale et du calcanéum. Toutefois, comme la marche avait été extraordinaire-ment rapide et envahissante, et qu'il existait déjà du relâchement de l'appareil ligamenteux de l'articulation tibio-tarsienne, on crut devoir préférer l'amputation la plus élevée pour enlever sûrement tout le mal; on put voir bientôt combien cette appréciation était fondée.

« L'articulation tibio tarsienne ne présentait qu'un peu d'hypertrophie des franges synoviales; mais, dans son voisinage, en dehors de la capsule, on trouvait en grande quantité ces granulations fongueuses qui ont si peu de tendance à s'organiser, et qui dans les cas les plus favorables donnent lieu à de longues suppurations péri-articulaires. L'articulation astragalo-calcanéenne n'était pas non plus intacte, car l'on trouvait une carie assez avancée ; elle était également remplie de ces fongosités qui ici, comme cela arrive souvent, permettaient les mouvements en couvrant les surfaces dépolies. Mais ce qui était intéressant et plus instructif, c'est ce que l'on vit sur la coupe du calcanéum : on trouva en effet un foyer central, à peu près de la grosseur d'une noisette, dont le milieu était fort sec et de couleur jaunâtre, ayant les caractères de ce qu'on était convenu d'appeler autrefois tubercule infiltré des os. A la périphérie, le tissu osseux présentait une infiltration grise, gélatineuse. La section avait rencontré exactement le milieu de la partie malade ; on en fit l'évidement avec la cuiller.

« Ce foyer central ne pouvait être diagnostiqué d'aucune façon, et si l'on avait fait l'amputation de Chopart, il va de soi qu'on aurait eu un moignon douloureux, une récidive de la carie, et vraisemblablement, à la suite, de l'inflammation et de la suppuration autour de l'articulation du pied, une élévation et un renversement du talon. On eût mis ce mauvais résultat sur le compte de la méthode qui cependant n'a rien à y voir[1]. »

Nous avons cité tout au long cette observation, car elle offre un grand intérêt : elle montre un état pathologique, impossible à reconnaître en quelque sorte ; d'où la recommandation d'être réservé dans ces cas de carie,

[1] Max Schede, *loc. cit.*, p. 483 et suiv.

sous peine de s'exposer à des récidives ou mieux à la continuation du processus.

Dans notre pensée, le renversement du pied agit comme cause adjuvante : en effet, il produit des tiraillements ligamenteux qui peuvent amener le développement de la carie chez les sujets prédisposés. Plus le pied sera cambré, plus le renversement consécutif sera fort, et plus il y aura de chances pour que cette complication se produise.

Ce n'est pas à dire pour cela qu'il faille rejeter l'amputation de Chopart ; il suffit de la perfectionner, et nous indiquons dans ce travail une modification, la coupe horizontale du calcanéum, qui met à l'abri de tout tiraillement ligamenteux, et par conséquent diminue les chances de récidive de la carie.

A cette même cause, à ces tiraillements ligamenteux, on peut attribuer les douleurs dans le moignon, qui surviennent dans les cas de renversement prononcé ; on peut les éviter de même.

L'ulcération de la cicatrice peut être produite par la marche, lorsque celle-ci est exposée aux pressions, ou par des tiraillements lorsque les lambeaux ont été insuffisants. Cette cause est réelle dans certains cas : soit que le lambeau d'abord suffisant ait été rétracté par une longue suppuration, soit plutôt que l'on ait opéré à la suite de gelures ou à la suite de traumatismes ayant détruit une trop grande partie des téguments. Dans ces cas, la cicatrisation se fait mal, les os s'enflamment et suppurent. Au contraire, on a cité des cas heureux (Follin), lorsqu'on pouvait avoir un large lambeau plantaire bien garni. Il est évident qu'on ne doit pas faire une amputation médio-tarsienne lorsque les téguments font défaut ;

il vaudrait mieux remonter plus haut. On comprend cependant que les anciens chirurgiens aient conservé l'arrière-pied dans ces cas; car, la sous-astragalienne datant de 1841, la tibio-tarsienne de 1842, la Pirogoff de 1854, ils ne connaissaient au-dessus de l'opération de Chopart que la sus-malléolaire, contre laquelle on avait bien des préventions, et l'amputation au lieu d'élection. En face de cette alternative, on a pu conserver alors que les téguments manquaient. Aujourd'hui, les choses ont changé : si l'on ne fait pas la désarticulation de Chopart, on n'est pas obligé de remonter jusqu'à la jarretière, et l'on ne pratique l'amputation médio-tarsienne que lorsqu'on a des lambeaux suffisants. Si un mauvais résultat se produisait par cette cause, il faudrait en accuser non le procédé, mais l'opérateur.

Dans d'autres cas, on a attribué les mauvais résultats à la position du pied malade pendant la cicatrisation ; mais on reconnaîtra que cette cause est facile à éviter, si l'on surveille convenablement son malade.

En se mettant à l'abri de toutes les chances d'insuccès que nous avons étudiées, on pourra obtenir d'heureux résultats. Nous dirons, en résumé, qu'il ne faut opérer que lorsqu'on a un lambeau suffisant d'une part, et que, d'autre part, on a jugé sains les os qu'on doit laisser dans le moignon. Il faut aussi reconnaître que les pieds fortement cambrés présentent des indications spéciales. — Avec ces données, on pourra obtenir de bien meilleurs résultats et conserver l'opération de Chopart pour des cas déterminés. Ce sont ces cas que nous allons étudier dans le chapitre suivant.

CHAPITRE II

INDICATIONS ET CHOIX D'UN PROCÉDÉ [1]

Si l'on s'en tient aux données fournies par la statistique, voici les cas qui se présenteront le plus souvent dans
la pratique :

1° Carie.
2° Traumatismes.
3° Gangrène.
4° Néoplasmes.

Quelque vagues que puissent paraître ces désigna-
tions, il faut les conserver, attendu qu'on ne trouve souvent pas d'autre mention dans les auteurs; par suite on
serait fort embarrassé pour les remplacer, et si, à l'occasion, on croit devoir spécifier davantage, rien n'empêche
de le faire tout en conservant les termes.

1° *Carie.* — C'est de beaucoup la cause la plus fréquente. Elle succède ordinairement à une périostite, à

---

[1] Nous suivrons l'ordre adopté par M. le professeur Léon Tripier dans
ses leçons sur les désarticulations. Par suite nous laisserons de côté tout ce
qui n'a pas directement trait à notre sujet.

une ostéite ou à une synovite. Parfois, si l'on a pu suivre les malades, on saura où et **comment** a débuté le mal. D'autres fois il sera impossible de se renseigner ; car, lors du premier examen, toutes les parties seront également envahies. C'est même le cas le plus fréquent.

La lésion est-elle, ou non, limitée? telle est la première question à se poser. En effet, elle peut être limitée au cuboïde, ou à l'articulation de cet os avec les métatarsiens correspondants.

Lorsque le scaphoïde sera pris, il y aura lieu de faire des réserves, attendu que presque toujours dans ces cas, les cunéiformes, ou les articulations de ces os entre eux, sont malades. On pourra peut-être encore surseoir à l'amputation, et pratiquer utilement soit un évidement, soit une résection sous-périostée, surtout si l'on a affaire à un sujet jeune et que l'état général soit satisfaisant. Par contre s'il s'agit d'un adulte, l'expérience a démontré que l'évidement n'était pas toujours bien supporté, qu'il s'accompagnait parfois d'inflammations diffuses pouvant entraîner la mort (septico-pyohémie). Quant à la résection sous-périostée, pour peu qu'elle soit étendue, la guérison se fera longtemps attendre, et le pied aura perdu plus ou moins de sa solidité. En admettant que l'état général fût mauvais, on devrait absolument rejeter ces deux opérations parce qu'on s'exposerait de plus à la récidive, ou, si l'on préfère, à la continuation de la carie.

Si la lésion n'est pas limitée, si plusieurs os ou plusieurs articulations sont prises en même temps (articulations du scaphoïde avec les cunéiformes), au-dessous de dix ans on pourra peut-être temporiser ; mais, passé cet âge, surtout si l'affection a évolué rapidement, il n'y a pas à hésiter, il faut amputer. En intervenant de bonne heure, on aura quelque chance de trouver l'articulation médio-tarsienne intacte, tandis qu'en cherchant à gagner du temps, on laissera cette articulation se prendre presque fatalement, et alors il y aura de grandes probabilités pour que l'articulation tibio-tarsienne soit déjà envahie, et cela en l'absence de tout signe rationne ou apparent. L'observation que nous avons relatée précédemment en est une preuve. Mais dans les cas où, en raison de l'état général, on est obligé d'amputer dans la continuité de la jambe, il n'est pas rare de trouver toutes les articula-tions du cou-de pied plus ou moins malades. Parfois il y a seulement un peu d'épaississement et de vascularisation de la synoviale. D'autres fois, elle est intacte, et c'est en dehors d'elle, au niveau de la capsule ou des ligaments qu'on trouve des masses fongueuses en voie d'évolution.

Cette dissémination si fréquente des lésions permet de comprendre pourquoi certains auteurs rejettent systéma-tiquement les amputations partielles du pied dans tous les cas de carie. Sans être aussi absolu, nous n'hésitons pas à dire que c'est là probablement la véritable cause des complications et des récidives, quand l'état général est mauvais. Aussi, en pareil cas, nous rangeons-nous à l'avis des chirurgiens qui d'emblée préfèrent la désarti-culation totale du pied (opération de Syme). Nous réser-vons l'amputation de la jambe au-dessous de la partie moyenne pour les cas où l'articulation tibio-tarsienne n'est pas saine, et spécialement lorsque le malade est menacé de tuberculose.

Pour nous résumer, nous dirons : ou bien la lésion sera limitée, et alors plus le sujet sera jeune et l'état général favorable, plus on sera autorisé à différer l'amputation ; ou bien, la lésion sera mal limitée, elle aura évolué rapidement : dans ce cas, si l'articulation médio-tarsienne n'est pas prise, et que l'état général soit satisfaisant, on pourra réussir à condition d'intervenir de bonne heure. Si l'articulation médio-tarsienne est déjà envahie, le succès est douteux. En admettant que l'état général soit mauvais, on va presque à coup sûr au-devant d'un échec. Nous avons laissé à dessein de côté les cas où la lésion limitée d'abord, pour une raison ou pour une autre, se mettait tout à coup à évoluer ; après ce qui vient d'être dit, la conduite du chirurgien serait toute tracée.

2° *Traumatismes.* — Cette cause est incomparablement moins fréquente que la précédente. Dans la pratique civile, les écrasements du pied sont produits par la chute d'un corps pesant, par le passage d'une roue de voiture ou de wagon, etc. Il en résulte une attrition avec broiement, qui occasionne habituellement des désordres dans un point plus élevé ; de sorte qu'en ouvrant les articulations situées à deux ou trois travers de doigt au-dessus du point directement atteint, on trouve de la sérosité sanguinolente, voire même de petits caillots, et, en y regardant d'un peu près, des fissures des cartilages, ou des fractures parcellaires du tissu spongieux.

Donc, même dans les cas où les désordres apparents ne dépasseront pas l'interligne de Lisfranc, il y aura lieu de redouter des lésions dans un point plus élevé, et c'est ainsi qu'on sera souvent amené à pratiquer la désarticulation médio-tarsienne. Inutile d'ajouter que si l'on pouvait conserver le scaphoïde ; il faudrait le faire, attendu

que cette manière de procéder est préférable à l'opération de Chopart. Toutefois, on ne devra pas oublier que
la clef de voûte est représentée par la tête de l'astragale,
de sorte qu'on pourra ne rien trouver du côté de l'articulation du scaphoïde avec les cunéiformes, et cependant, l'articulation astragalo scaphoïdienne présentera
parfois des désordres plus ou moins graves.

Quand le corps contondant aura porté plus haut, et
surtout s'il y a eu une torsion violente du pied, on devra
redouter des lésions du côté de l'articulation astragalo-
calcanéenne, voire même du côté de l'articulation tibio-
tarsienne. D'après cela, on ne sera jamais certain d'em-
porter tout le mal.

Voilà pour les lésions osseuses et articulaires. Mais,
en ce qui concerne l'état des parties molles, les difficultés
ne sont pas moins grandes ; en effet, grâce à l'épaisseur
de la peau et de la couche adipeuse du côté de la face
plantaire, grâce à l'excavation du pied, on comprend très
bien que l'action du corps vulnérant s'exerçant d'avant
en arrière, puisse n'arriver que très atténuée ; mais, que
le sol soit inégal, qu'il s'agisse d'un accident de chemin
de fer, il est bien évident que les parties molles auront
été plus ou moins broyées, et cependant il n'y aura pas de
désordres appréciables, au moins à première vue. On a
dit qu'en taillant le lambeau, on trouvait alors de l'infiltration sanguine ; mais comment distinguer ce qui est
primitif de ce qui est secondaire ? et quelle est la limite
de ce qui se mortifiera et de ce qui est capable de revenir
à l'état normal ? tout autant de questions fort embarras-
santes pour le chirurgien. Cependant, si les circonstances
font admettre le broiement (passage d'une roue de wagon,

par exemple), la règle est de remonter plus haut, et s'il s'agit du cou-de-pied, d'amputer dans la continuité de la jambe.

Dans la pratique des champs de bataille, il va sans dire qu'on pourra rencontrer des cas analogues; mais on aura surtout affaire à des plaies avec fractures comminutives, pénétration articulaire, etc., qu'elles soient dues à des balles ou à des éclats d'obus, si les dégâts ne sont pas trop considérables, il y aura lieu de poser la question de la résection sous-périostée; toutefois, on ne devra pas oublier que la guérison se fera longtemps attendre, ce qui doit être pris en très sérieuse considération, car on sait qu'en campagne les conditions sont toujours plus ou moins défavorables, et cela, pour n'obtenir souvent qu'un résultat médiocre au point de vue de l'utilisation ultérieure du membre. Aussi, pour peu que les désordres soient étendus, nous croyons qu'il faut, d'une façon générale, préférer l'amputation.

Ceci posé, on se guidera sur les lésions, tant du côté du squelette que du côté des parties molles pour adopter ou rejeter la désarticulation de Chopart. Dans tous les cas, il y a une importance capitale à intervenir primitivement, c'est-à-dire avant la fièvre. Aussi faut-il faire un diagnostic précis.

3° *Gangrène.* — Cette cause est bien moins fréquente aujourd'hui qu'autrefois; serait-ce parce que les cas de gangrène ont réellement diminué, ou parce que l'on ampute de moins en moins dans ces cas ? Nous croyons que ces deux explications sont également admissibles; en effet, dans les statistiques, on voit souvent figurer la désignation gelure ou gangrène par le froid; or ces sortes de lésions ont effectivement diminué, et chez nous du moins, elles sont extrêmement rares ; cependant il en est encore fait mention dans les statistiques allemandes les plus récentes. On voit aussi figurer le mot ergotisme ; ici il n'y a pas de doute, les progrès de l'hygiène ont, en quelque sorte, fait disparaître cette maladie ; et la preuve, c'est qu'on ne la voit guère mentionnée que dans les statistiques anciennes.

D'un autre côté, il est certain qu'on ampute moins volontiers les sujets atteints de gangrène sénile, ou ceux plus jeunes d'ordinaire chez lesquels la gangrène reconnaît pour cause une endocardite végétante. Dans les deux cas, les amputations sont mal supportées et l'on s'expose à une récidive. Pour ces motifs, on devra être très réservé et apporter une attention toute spéciale à l'examen de l'état général.

Quant aux autres formes de gangrène, ou bien elles sont encore plus rares, ou bien elles sont une contre-indication à l'opération de Chopart. Pour que celle-ci soit applicable, il faut, en effet, que la gangrène soit limitée et que l'état des parties molles permette de compter sur une couverture tout à la fois convenable et suffisante.

4° *Néoplasmes.* — Cette cause est relativement assez fréquente. Toutefois, sous les noms de cancer, de tumeurs ou d'ulcérations de mauvaise nature, qu'on voit figurer dans les statistiques, on a fait rentrer des lésions qui ne sont rien moins que des néoplasmes, et qui, par cela même, devraient en être distraites ; c'est ainsi que pour le mal perforant il y aurait plus de raisons pour le ranger d'une manière générale parmi les affections inflammatoires chroniques ; mais, de ce que cette lésion peut présenter sinon primitivement, du moins secondairement, tous les caractères histologiques du cancroïde ou du sarcome, il nous est assez difficile de trancher cette question. Signalons quelques ulcérations qui se rattachent très certainement au lupus. Quant à la syphilis, de l'avis de tous les spécialistes, elle doit être un fait rare.

A côté des cas sur la nature desquels on peut discuter et qui, par cela même, ne sauraient être assimilés à des néoplasmes au point de vue des indications, il faut citer les enchondromes et les sarcomes dans le jeune âge, le cancroïde et le carcinome, qui appartiennent surtout à la vieillesse. Dans ces différents cas, les malades auront déjà été opérés (cautérisation, extirpation). Quoi qu'il en soit, la règle sera toujours la même : si le squelette est pris, il faudra remonter le plus haut possible ; comme la désarticulation doit être préférée à l'amputation dans la continuité, on comprend que, suivant le point de départ et suivant les limites actuelles du néoplasme, l'opération de Chopart pourra également trouver ici son application.

Relativement au choix du procédé : d'une manière générale, on devra rejeter tous les procédés qui consistent à prendre un lambeau soit sur la face dorsale, soit sur les parties latérales. Si l'on veut réussir, il faut se placer dans les meilleures conditions possibles, et l'expérience a démontré qu'avec le lambeau dorsal on s'exposait à l'ulcération et à la gangrène; avec les lambeaux latéraux, une partie de la cicatrice se trouvera à la face plantaire, nous ne faisons d'exception que pour le procédé de Sédillot, et encore si le sujet présentait un pied très cambré, on risquerait de le voir marcher en partie sur sa cicatrice. D'après cela, le lambeau plantaire est le seul qui doive être conseillé, et pour ce faire, nous recommandons de suivre les données fournies par M. le professeur L. Tripier (v. plus loin), parce qu'ainsi on ne risquera jamais de se fourvoyer, et que les parties qui doivent être mises en contact s'adapteront très bien. — Mais, si les téguments de la face plantaire sont insuffisants ou en mauvais état, faudrait-il pour cela rejeter l'opération de Chopart? En principe, nous disons : oui; parce qu'on s'expose ainsi à un échec; toutefois, la modification proposée par notre maitre, bien que visant une autre indication, aura sur l'amputation classique l'avantage d'exiger moins de parties molles du côté de la face plantaire. Pour ce motif, elle pourra souvent trouver son application dans les cas de traumatisme, de gangrène ou de tumeurs. On pourrait au besoin reséquer la partie antérieure de l'astragale et du calcanéum, ce qui donnerait plus de latitude, et cela sans inconvénients sérieux. Du reste, pour quelques chirurgiens, l'amputation dans la continuité des os du pied est préférable à la désarticulation (Hancock). Mais, c'est surtout dans les cas de carie que nous recommandons vivement le procédé en question; le motif n'est plus le même, nous nous plaçons au point de vue du renversement du talon. Sans doute cette considération a également de l'importance dans les cas précédents, surtout s'il s'agit de pieds très cambrés, mais elle est moindre que dans les cas de carie, par ce fait qu'ici les sujets sont prédisposés et que l'opération les place dans des conditions plus mauvaises encore. En effet, la désarticulation médio-tarsienne détermine forcément un pied valgus équin. Or, dès que les malades commenceront à marcher, les ligaments de l'articulation tibio-tarsienne et ceux de l'articulation astragalo-calcanéenne, seront tiraillés, et s'il y a de la synovite, ou même sans cela, par le seul fait de l'état général, on verra survenir de l'arthrite, c'est-à-dire une récidive avec toutes ses conséquences; à plus forte raison s'il existe des lésions plus accusées. Certainement on n'empêche pas ainsi d'une façon absolue le renversement du talon, puisque, comme nous l'avons dit précédemment (v. théorie inflammatoire), il faut encore compter avec l'inflammation des gaînes et des tissus parostaux qui s'observe également dans les cas de carie et dans les cas de traumatisme; mais, du moins, on se sera placé dans les meilleures conditions pour éviter ce qui revient aux pressions mécaniques.

DONNÉE ANATOMIQUE

(Fig. I et II)

L'articulation médio-tarsienne résulte de l'union de l'astragale et du calcanéum d'une part, avec le scaphoïde et le cuboïde, d'autre part. D'un côté l'astragale s'articule avec la scaphoïde; de l'autre, le calcanéum avec le cuboïde. Ces deux articulations sont bien distinctes l'une de l'autre; l'articulation astragalo-scaphoïdienne étant sur un plan plus élevé que l'articulation calcanéo-cuboïdienne qui est en même temps plus en dehors; de telle sorte qu'une ligne qui réunirait les centres de ces deux articulations, serait oblique de haut en bas et de dedans en dehors (*a c*) (fig. III).

Mais cette obliquité varie d'un sujet à l'autre. M. Tripier, dans ses cours à l'École des beaux-arts, enseigne que l'on peut, à la seule inspection du talon par sa partie postérieure, juger de la forme du pied. En effet, dans le pied cambré, l'astragale et le calcanéum sont presque superposés, et le pied en arrière a peu de largeur ; dans le pied plat, au contraire, ces os sont pour ainsi dire juxtaposés, ce qui augmente les dimensions transversales du pied, vu par sa partie postérieure.

I. *Articulation astragalo-scaphoïdienne*

La tête de l'astragale est oblongue, à grand axe dirigé de haut en bas et de dehors en dedans. Au-dessous de la tête, on voit une facette qui correspond au fibro-cartilage d'agrandissement (ligament calcanéo-scaphoïdien inférieur), et qui se continue en arrière avec la facette par laquelle l'astragale s'unit à la petite apophyse du calcanéum. Cette dernière articulation fait donc partie de l'énarthrose astragalo-scaphoïdienne. La cavité du scaphoïde forme un segment d'ovoïde dont le grand axe est dirigé de haut en bas et de dehors en dedans.

Comme moyens d'union, on trouve : 1° le ligament calcanéo-scaphoïdien inférieur, très épais, de forme triangulaire, à sommet externe, à base interne, et qui s'attache d'une part au bord inférieur de la cavité du scaphoïde, d'autre part à la petite apophyse du calcanéum ; on trouve dans son intérieur un noyau fibro-cartilagineux répondant à son bord interne ; 2° le ligament astragalo-scaphoïdien très faible, qui s'étend de la partie supérieure du col de l'astragale à la partie correspondante du scaphoïde.

II. *Articulation calcanéo-cuboïdienne*

La facette calcanéénne est concave de haut en bas et de dedans en dehors, et légèrement convexe dans le sens opposé. La facette cuboïdienne présente une disposition en sens inverse : elle se termine en bas et en dehors par l'apophyse pyramidale.

Les moyens d'union sont les suivants : 1° le ligament calcanéo-cuboïdien supérieur étendu du calcanéum à la partie correspondante du cuboïde ; il est mince et large ; 2° le ligament calcanéo-cuboïdien inférieur, qui s'insère d'une part à la face inférieure du calcanéum, entre les deux tubérosités de cet os, et d'autre part, profondément, à la saillie du cuboïde, il remplit tout l'espace qui existe à ce niveau ; superficiellement, il complète la gaine du long péronier latéral ; 3° le ligament en Y (ligament calcanéo-cuboïdo-scaphoïdien), qui s'insère d'une part à la partie supérieure et interne de la grande apophyse du calcanéum, et d'autre part par deux faisceaux à la face supérieure et interne du cuboïde et à la face supérieure et externe du scaphoïde. C'est la clef de l'articulation.

L'interligne médio-tarsien possède donc deux ligaments dorsaux (astragalo-scaphoïdien et calcaneo-cuboïdien supérieur), deux ligaments plantaires (caléanéo-scaphoïdien inférieur et calcanéo-cuboïdien inférieur), enfin un ligament interosseux (calcanéo-cuboïdo-scaphoïdien).

Comme moyens d'union accessoires, il faut tenir

compte de tous les tendons situés sur les faces et sur les bords de l'article.

Il y a deux synoviales indépendantes ; l'une est commune aux articulations astragalo scaphoïdienne et astragalo-calcanéenne antérieure ; l'autre appartient à l'articulation calcanéo-cuboïdienne.

DONNÉE PHYSIOLOGIQUE

Les mouvements de flexion et d'extension sont très-peu prononcés. Cependant Lisfranc a fait remarquer que l'astragale et le calcanéum sont sensiblement sur la même ligne quand le pied est fléchi sur la jambe, tandis que dans l'extension, le calcanéum déborde l'astragale de 7 millimètres environ, ce qui est important au point de vue opératoire.

Les mouvements d'adduction et d'abduction sont plus prononcés ; mais ce sont surtout les mouvements de rotation en dedans et en dehors, lesquels se confondent avec les précédents, qui sont le plus prononcés. Pendant ces mouvements, les deux portions du ligament interosseux se tordent et se détordent comme les ligaments croisés du genou.

DONNÉE LINÉAIRE OU CONVENTIONNELLE

Lisfranc a fourni les notions suivantes :

1° Si l'on met le pied dans l'extension, le côté externe de l'article se trouve à 3 centimètres ou 3 centim. 1/2 au devant de l'extrémité inférieure du péroné ;

2° La face dorsale de l'articulation est à 3 centimètres environ de l'articulation tibio-tarsienne ;

3° Le côté interne se trouve à 2 centimètres 5 millimètres en avant de la malléole interne.

Il faut se rappeler que l'interligne a dans son ensemble en moyenne 6 centimètres, 3 pour chaque articulation.

Richerand avait déjà indiqué la saillie du scaphoïde, dont le tubercule situé à 3 centimètres de la malléole interne précède l'interligne de 5 millimètres. Aussi ce tubercule porte-il le nom de tubercule de Richerand.

D'un autre côté, Dupuytren a montré que si l'on porte le pied en bas et en dedans, le côté externe antérieur et supérieur de l'astragale fait une saillie très appréciable. Pour le reconnaître, il faut diviser l'espace intermalléolaire en trois parties : c'est à l'union du tiers moyen et du tiers externe que l'on doit appliquer le doigt indicateur. La première saillie que l'on rencontre en descendant est la tête de l'astragale, au côté externe et inférieur de laquelle on trouve un enfoncement très facile à constater par la pression.

Lisfranc a encore indiqué que, le pied étant placé dans la même position, le côté externe de l'article se trouve à 1 centimètre et demi en arrière de la tubérosité du cinquième métatarsien, et qu'en partant de cette saillie et en remontant par en haut, du côté de la malléole externe, la première saillie qu'on rencontre correspond à l'extrémité antéro-externe de la grande apophyse du calcanéum. L'articulation est en avant.

Rappelons aussi que le côté interne trouvé, si l'on mène par ce point une ligne transversale perpendiculaire à l'axe du pied, on se trouve au côté externe à

7 millimètres environ en arrière de l'interligne. Il ne faut pas oublier que la forme générale de cet interligne est celle d'un S couché transversalement. Mentionnons une dernière indication de Lisfranc : la première partie de l'interligne, à partir du tubercule de Richerand, a la direction d'une ligne qui, prolongée, irait couper le cinquième métatarsien à l'union de son tiers supérieur avec son 1/3 moyen.

ATTITUDE DU SUJET, DES AIDES ET DU CHIRURGIEN

Le sujet doit être couché sur le dos, le pied dépassant le bord de la table d'opération, pour qu'on puisse le mobiliser à son aise. Un aide tournant le dos au malade saisit à pleines mains et immobilise la partie inférieure de la jambe. Le chirurgien se place en face du pied à amputer, et saisit l'avant-pied de sa main gauche pour lui imprimer tous les mouvements convenables.

TRACÉ DE L'INCISION [1]

(Fig. I, II, III, IV)

Nous nous occuperons d'abord du tracé de l'incision tel qu'il a été régularisé par le professeur Léon Tripier.

---

[1] Chopart faisait deux incisions latérales à partir de l'article, et les réunissait par des incisions transversales, mais de manière que le lambeau plantaire fût plus long que le lambeau dorsal.

Richerand rejetait le lambeau dorsal et, pour éviter une trop forte rétraction des téguments, faisait une incision dorsale convexe en avant dont la partie moyenne était à un centimètre et demi en avant de l'article. Lisfranc et la plupart des chirurgiens de l'époque de 1830 opéraient ainsi. De cette façon les parties latérales sont à découvert ; cette mauvaise disposition

Il faut commencer par reconnaître l'article d'après les points de repère que nous avons énumérés, savoir : le tu-bercule de Richerand en dedans, la grosse apophyse du calcanéum en dehors et la saillie de la tête de l'astragale à l'union du tiers externe avec le tiers moyen de la face dorsale du pied. Pour trouver ces points de repère, on doit porter le pied dans l'extension et l'adduction forcée.

On marquera exactement les extrémités de l'interligne, et l'on se reportera au côté externe, à un travers de doigt plus en avant (fig. 2, B); on marquera les points ainsi obtenus. Du côté interne on se comportera de même, sur la partie saillante du dos du pied, ou mieux sur le bord interne du tendon de l'extenseur propre du gros orteil, et à ce niveau l'on déterminera un point situé à un tra-vers de doigt en avant de l'interligne (fig. 2, B). On réu-nit ce point à celui que l'on a marqué sur le côté externe par une ligne légèrement convexe en avant et arrondic surtout du côté externe ; cette ligne devra se prolonger en dehors jusqu'à l'article parallèlement au bord externe du pied. (B C). Pour tracer le lambeau plantaire, il fau-dra mesurer l'épaisseur du pied en dedans et en dehors, en prenant des points symétriques à la face dorsale et à

plus prononcée lorsqu'on coupe les téguments au niveau même de l'interligne, ainsi que cela a été pratiqué.

Sédillot employait un lambeau plantaire interne, mais surtout interne. Il faisait en effet une coupe oblique droite à l'extrémité du plus grand diamètre du moignon. Ce procédé pouvait servir lorsque les téguments manquaient à la face plantaire. Mais il avait l'inconvénient, dans le cas de renversement du pied, de faire marcher en dehors sur la cicatrice.

Soupart a proposé des lambeaux interne, externe, dorsal et plantaire, taillés suivant le procédé elliptique. On ne doit conserver que le lambeau plantaire, le seul qui fasse marcher le malade sur une peau résistante et qui n'expose pas la cicatrice aux pressions pendant la marche,

la face plantaire. Il est commode de placer ces points sur
le prolongement du premier et du quatrième espace interosseux. A partir des points A et B marqués sur la face
plantaire, on porte en avant les mesures du pied déjà
trouvées, et l'on détermine ainsi deux points (C et D,
fig. 1), par lesquels doit passer l'incision plantaire. Cela
fait, on réunira le plus interne de ces points à l'extrémité
interne du tracé dorsal par une ligne oblique, mais légèrement concave en avant à sa partie moyenne ; on pour-
suivra cette ligne jusqu'au deuxième point plantaire, et
de là à la rencontre de l'incision dorsale (D, fig. 2), au
côté externe, à un centimètre environ en avant de l'interligne. Cette dernière partie du tracé doit être fortement
arrondie.

OPÉRATION PROPREMENT DITE

(Pied droit)

1ᵉʳ TEMPS. — *Section de la peau.* — De la main gauche on saisira l'avant-pied, le pouce en dessus, les autres
doigts en dessous, et on l'inclinera en dedans pour mettre à jour le côté externe. Alors avec un petit couteau de
Lisfranc on suivra le tracé de l'incision dorsale en allant
de gauche à droite et en sciant. Au fur et à mesure on
ramènera le pied sur la ligne médiane, puis on l'inclinera en dehors quand on arrivera sur le côté interne. A
ce moment, il faut changer la position de la main gauche,
placer le pouce en dessous, et fléchir fortement le pied.
On replace le couteau dans l'incision que l'on pour
suit jusqu'au côté externe. Pour bien achever sa section,
le chirurgien devra se tourner de manière qu'à la fin de

l'incision il soit en dehors du membre et qu'il regarde en avant. Pendant ce temps de l'opération, il faut toujours tenir son couteau perpendiculairement à la surface à sectionner, pour ne pas couper la peau en biseau.

2ᵉ TEMPS. — *Section des tissus sous cutanés et dissection de la peau.* — On repassera le couteau de la même façon au ras de la peau saine et bien perpendiculairement sans entamer les muscles. Alors, revenant à la face dorsale, on disséquera un peu la peau, surtout en avant et en dedans. Pour faciliter ce temps, l'aide devra abaisser la partie antérieure du pied qu'il portera en dehors.

3ᵉ TEMPS. — *Section des tendons et des muscles.* — Au ras de la peau rétractée on coupera les muscles de la face dorsale, on les disséquera en rasant exactement le squelette, pendant que le pied est fortement étendu et porté en dedans. De cette façon, on ne peut pas manquer l'articulation (Marcellin Duval). Dès qu'on sera arrivé sur l'astragale ou le calcanéum, on devra s'arrêter et passer à la section des muscles de la face plantaire. Pour cela faire, on mènera le couteau très obliquement de façon à ne couper qu'une très mince épaisseur de muscles; alors, l'aide relevant le pied par en haut, on saisira le lambeau de la main gauche, et l'on achèvera la section des masses musculaires ; toutefois il faut avoir bien soin de les couper obliquement de manière à n'atteindre le squelette qu'au niveau des saillies du scaphoïde et du cuboïde. Celles-ci devront être contournées de chaque côté de façon à faciliter le dernier temps.

4ᵉ TEMPS. — *Désarticulation.* — On sentira, avec l'index gauche, la saillie du calcanéum ; un peu en avant, l'on portera le couteau transversalement et de dehors en dedans pour couper le ligament calcanéo-cuboïdien supérieur ; après un parcours de trois centimètres, il faudra incliner la lame pour couper le ligament en Y ; puis, relevant le manche de l'instrument, on contournera la tête de l'astragale et l'on coupera le ligament astragalo-scaphoïdien. L'articulation est ouverte largement, et il est facile d'aller couper les ligaments plantaires. Malgré cela, on est toujours gêné à la partie interne, aussi vaut-il mieux commencer à ouvrir l'article par le côté interne. Pour y arriver, on se placera en arrière du tubercule de Richerand et l'on dirigera son couteau comme si l'on voulait aller couper le cinquième métatarsien à l'union de son tiers supérieur avec son tiers moyen. Dès qu'on est arrivé à la face dorsale, on se porte en dehors et l'on achève comme il a été dit précédemment.

Du côté gauche la manœuvre est la même qu'à droite, mais on l'exécute en sens inverse.

Il faut avoir soin après l'opération de sectionner les tendons qui peuvent flotter dans la plaie, car ils agiraient comme des corps étrangers.

HÉMOSTASE

On aura à lier ou à tordre la pédieuse et les deux artères plantaires externe et interne.

PANSEMENT

Les soins consécutifs à l'amputation de Chopart sont pour beaucoup dans les résultats obtenus ; aussi bien nous croyons devoir leur consacrer quelques détails.

Tout d'abord, l'hémostase faite, on procédera à la

réunion des parties. Pour éviter toute stagnation du pus, il est bon de placer un drain transversalement dans la plaie ; on pourra alors suturer toute la partie comprise entre les extrémités du drain.

C'est alors que l'on apprécie le mieux les avantages d'une opération bien faite : lorsque les lambeaux ont été taillés d'une manière convenable, qu'ils ne sont ni trop grands ni trop petits, les parties se juxtaposent à mer-veille, sans froncements ni tiraillements. Si les diverses couches ont été coupées d'une manière étagée, on ne verra pas des lambeaux graisseux ou musculaires faire saillie entre les lèvres de la plaie ; on pourra au contraire mettre en rapport des parties similaires, et l'on sait que là est l'idéal pour obtenir la réunion par première intention.

Avec la coupe que nous avons décrite, on obtient fa-cilement un semblable résultat. Les parties se juxtapo-sent aussi bien que possible. La tête de l'astragale est recouverte complètement ; on peut jeter les yeux sur les figures 3 et 4 dessinées d'après nature pour s'en assurer. Nous ferons remarquer que l'axe de rotation du lambeau plantaire n'est pas transversal, et que la conca-vité légère de l'incision sur le côté interne du pied favo-rise la coaptation parfaite des téguments en empêchant une oreille de se former. En suivant exactement les indica-tions précédentes, il est impossible de ne pas avoir un résultat immédiat excellent.

Dans son écrit déjà cité, Max Schede recommande un double plan de suture, un plan profond qui juxtapose le plus de parties possible, un plan superficiel qui affronte exactement les bords de la plaie, comme s'il s'agissait d'une opération d'autoplastie.

On ne saurait se mettre dans de trop bonnes conditions pour obtenir un résultat favorable.

Les sutures une fois faites, on peut appliquer un appareil destiné à recouvrir simplement la plaie et à la protéger, ou bien à influer sur la forme du moignon.

Depuis longtemps, on a voulu pendant la cicatrisation du moignon favoriser la flexion dorsale. Pour y arriver, Boyer et après lui Textor plaçaient les malades sur le côté, avec le genou plié, et cherchaient au moyen de tours de bande à reporter le talon en bas. Les deux Textor qui ont pratiqué trente-deux fois l'opération de Chopart n'ont jamais observé l'élévation du talon.

Cette méthode était difficile, on la crut inefficace ; Blandin proposa de laisser une certaine longueur aux tendons dorsaux fléchisseurs du pied pour que ceux-ci, se soudant dans la cicatrice, pussent contrebalancer l'effet des muscles de la région postérieure de la jambe. — Mais ces tendons se nécrosent dans la plaie et causent de longues suppurations, ce qui a fait rejeter la méthode.

En Angleterre, M. Delagarde d'Exoter a proposé de fixer par un point de suture le tendon du tibial antérieur, Dans trois cas, ce moyen lui a réussi.

On a encore employé d'autres moyens pour combattre le relèvement du talon. La ténotomie du tendon d'Achille a été souvent appliquée soit pendant l'opération, soit encore pendant la cicatrisation ; en France et en Angleterre après la ténotomie on fixait le pied en bonne position au moyen de bandelettes de diachylon ; on cherchait même à le placer en flexion dorsale. Il est probable que les bons résultats étaient dus à la bonne position plutôt qu'à la section du tendon d'Achille. Il n'est pas toujours nécessaire de sectionner ce tendon. A la clinique de Halle, d'après Max Schede, on emploie seulement la contention en bonne position, car on admet que le renversement immédiat du talon est produit par le poids du membre reposant sur le talon ; rien ne peut réagir contre cette déformation, puisque les tendons des muscles de la région antérieure sont sectionnés; la ténotomie du tendon d'Achille n'y peut évidemment rien. Il suffit donc d'employer un bon appareil. Au lieu de bandelettes de diachylon, on emploie depuis nombre d'années le bandage plâtré avec lequel on peut remplir toutes les indications. D'après Max Schede on applique d'abord sur le membre une couche d'ouate ; la pièce importante est l'attelle plâtrée qui se moule sur la face postérieure de la jambe, sur le talon, et se recourbe en crochet sous le pied. Ce bandage est assujetti par de nombreux tours de bandes, et l'on fait une fenêtre en avant. Il serait préférable, toujours d'après le même auteur, d'employer cet appareil au bout de six à huit jours, lorsque le gonflement et les phénomènes de sécrétion ont diminué et que l'on a enlevé les points de suture. Grâce au pansement de Lister, on peut retarder la confection du bandage et le faire agir sans crainte d'amener des accidents.

Avec toutes ces précautions minutieuses on a pu obtenir des résultats excellents à la clinique de Halle.

« Jamais, dit Max Schede, ni avant ni après l'opération on n'a eu à couper le tendon d'Achille. Toujours on a recoupé les tendons qui faisaient saillie hors de leurs gaînes, et leur adhérence à la cicatrice et aux lambeaux a été telle que les mouvements de flexion étaient conservés. Jamais on n'a observé de renversement du talon;

on n'a même pas eu à combattre une tendance au renversement. Dans tous les cas, les malades marchaient sans chaussure spéciale et sans canne, comme à l'état normal, à cela près qu'il y avait moins de souplesse. Pas d'ulcération de la cicatrice. Un cas de récidive de la carie après six mois de guérison complète. »

Cependant, pour plus de sûreté, le même auteur recommande de faire marcher les malades avec un soulier à semelle oblique de bas en haut et d'arrière en avant, de manière à remédier au défaut de point d'appui en avant. On peut encore ajouter au soulier deux montants latéraux empêchant l'extension, mais permettant d'exagérer la flexion.

Grâce à tous ces soins, grâce aussi à l'exclusion des cas auxquels l'opération de Chopart n'est pas appropriée, on a obtenu de tels résultats que Max Schede a pu dire : « Depuis dix ans il n'y a plus de mauvais cas au point de « vue fonctionnel. »

Nous ajouterons seulement qu'on peut agir dès le début sur le moignon en l'enveloppant d'un bandage ou atosilicaté, dont on maintient la forme au moyen d'une attelle en fil de fer recourbée sous le talon. Dans la pratique civile, ce pansement a l'avantage d'immobiliser les parties, ce qui ajoute une chance de plus de guérison, et de protéger la plaie contre les influences nosocomiales ; sur les champs de bataille, ce bandage sera précieux pour faciliter le transport des blessés, transport qui fait courir tant de risques à ces malheureux.

PROTHÈSE

Nous serons bref sur ce point. La prothèse est assez simple; il faut, autant que possible, que le moignon repose sur un plan incliné de haut en bas et d'avant en arrière. On pourra employer les montants latéraux métalliques tels qu'ils sont utilisés dans l'appareil de Martin. Mais il ne faut pas trop compter sur la pression de bretelles ou de courroies pour empêcher l'ascension du talon ; car on ne peut les appliquer en avant et, si l'on exerce une pression en arrière, on sait que la peau mince située en arrière du tendon d'Achille s'ulcère facilement et supporte mal les pressions. Il faut bien savoir que lorsque le résultat est mauvais, la prothèse est presque impuissante à l'amé-liorer.

RÉSULTATS

Ainsi que nous l'avons dit plus haut, les résultats de l'amputation de Chopart diffèrent beaucoup en France et en Allemagne. Dans leur appréciation, il faut en général éliminer les opérations pratiquées sur les champs de bataille dans des conditions d'ordinaire fort mauvaises, et considérer surtout la pratique civile. Or, en France, on a des succès et des revers. On trouve dans les thèses de Robert, de Bœckel et de Gross les statistiques de ces cas ; chaque auteur en présente une différente.

Pour indiquer combien la mortalité est peu la même pour les divers auteurs, nous signalerons les chiffres sui-vants :

La mortalité est,

Pour Robert	. . .	de	20,8	0/0
Pour Bœckel	. . .	de	11	0/0
Pour Gross	. . .	de	6,25	0/0

Gross, en rassemblant quelques résultats des Allemands et en les unissant aux siens, arrive à une moyenne de 15,61 0/0.

Au point de vue du résultat fonctionnel, les avis sont tout aussi partagés. On a eu des récidives de la carie (peut-être une continuation d'une carie méconnue), des douleurs très vives et des renversements énormes du calcanéum. Il est à remarquer, ainsi que l'indique Verneuil, que les meilleurs résultats appartiennent aux amputations pour causes traumatiques. Du reste, il est bien difficile d'apprécier les faits; car on ne sait pas, pour beaucoup de cas, si le lambeau était assez grand, s'il s'adaptait convenablement à la surface de section. — Il peut y avoir aussi de grandes différences suivant la façon de procéder. Je n'en citerai qu'un exemple : c'est le cas d'un homme opéré en Crimée suivant le procédé de Chopart, pour une blessure de l'avant-pied produite par un éclat d'obus. Transporté sous une tente, cet homme eut le pied droit gelé ; on fut obligé d'extraire des os nécrosés, si bien qu'on alla jusqu'à l'articulation médio-tarsienne, sans suivre de procédé régulier. Cet homme guérit. Le moignon gauche, malgré un renversement léger du talon, fut excellent pour la marche, tandis qu'à droite où l'opération n'était pas régulière, il resta constamment une fistule cutanée, et de l'impotence du membre. En 1877, il demandait à être débarrassé de son pied.

M. Mollière, chirurgien en chef désigné de l'Hôtel-

Dieu, a présenté ce malade à la Société des sciences médicales de Lyon[1].

Voici maintenant ce que donnent les principales statistiques empruntées à la littérature étrangère.

En Angleterre, Hancock cite 112 cas opérés par les chirurgiens anglais; sur ce nombre, il y a 6 morts (dont trois par pyohémie), c'est-à-dire 5,35 0/0. Sur les 106 survivants, il y eut deux cas douteux, une réamputation, 9 fois un succès de courte durée (6 semaines à deux mois) et 94 succès définitifs, ce qui donne 84 résultats complets sur 100 opérés; les deux cas douteux et la réamputation appartiennent à la carie et, pour les 9 cas de succès momentané, il y avait 6 caries et 3 traumatismes. — Ce sont encore ici les cas de carie qui donnent les plus mauvais résultats.

La statistique américaine, dans la guerre de Sécession, adonné sur 119 cas d'amputation partielle du pied, 108 succès, c'est-à-dire 9 0/0 de mort.

Quant à la statistique allemande, elle offre une importance spéciale; aussi bien nous lui consacrerons quelques détails.

En Allemagne, en effet, cette opération a été souvent pratiquée; ainsi l'on y voit plusieurs chirurgiens présenter un nombre imposant de cas personnels : les deux Textor ont fait cette opération 32 fois, Blasius 21, Demme l'Ancien 14, R. Volkmann 12, Ried 11 etc.

L'opération dans aucun de ces cas ne fut suivie du renversement du calcanéum, car on ne peut compter les cas de Ried et de Blasius dans lesquels il y avait auparavant

---

[1] *Mémoires de la Société des sciences médicales*, 1877, p. 42.

un pied équin. Il faut ajouter que, dans le cas de Blasius, cet équinisme ne gênait aucunement la marche.

En laissant de côté les opérés des différentes guerres récentes (Crimée, Italie, Schleswig-Holstein), en tout 46 cas qui ont donné 33 guérisons et 13 morts et dont il ne faut pas tenir compte, car on n'a pu suivre les malades, il reste 157 cas qui ne figurent pas dans la statistique de C.-O. Weber (1863), et qui ont été publiés en grande partie ultérieurement.

Si l'on veut rassembler tous les cas allemands, il faut retrancher de la statistique de Weber les numéros 1-5, qui sont de vieux cas français, et ajouter aux cas précedents 11 cas allemands. Là-dessus, 10 ont eu un moignon utile ; le onzième est mort de tétanos.

On aura en tout 168 cas dont 110 avec un résultat fonctionnel bon et parfois excellent. Voici quelques détails à ce sujet :

Pour les cas de Blasius, tous les malades guéris avaient un moignon utilisable ; chez ceux qui succombèrent, la mort n'a jamais été la suite de l'opération, mais bien de l'aggravation de l'état général, de la tuberculose pulmonaire etc.

Dans 7 cas de Ried, la marche était un peu gênée.

Dans 3 cas, au moment de la publication du mémoire de M. Schede, il existait encore des fistules (un cas de Wutzer, un de Simon et un de Dumreicher).

4 n'ont pas été observés jusqu'à la fin.

9 fois il fallut amputer plus haut pour des récidives de la carie ou de tumeurs malignes.

Le renversement du calcanéum n'a été observé que trois fois. L'un de ces cas appartient à John Birkett, qui pratiqua la ténotomie du tendon d'Achille; le malade marcha bien. Les deux autres cas sont ceux déjà signalés de Ried et de Blasius, qui avaient un pied équin avant l'opération; et encore, le malade de Blasius put marcher.

21 sont morts soit de pyohémie, soit de tétanos, le plus souvent de tuberculose pulmonaire ou de récidive de tumeurs malignes.

En résumé, des 132 opérés qui survécurent. et dont le résultat final est connu. 110 marchaient bien et 12 passablement. Un malade de Ried resta gêné par son pied équin et, dans 9 cas, on fut obligé de réamputer. La mortalité a été de 13, 2 0/0.

L'impression que l'on retire de la lecture de semblables résultats est que l'amputation de Chopart peut soutenir le parallèle avec n'importe quelle méthode opératoire; seulement, ainsi que nous l'avons déjà dit, il faut choisir les cas auxquels cette opération peut convenir.

APPENDICE

Après l'amputation dans l'interligne de Chopart, les chirurgiens ne se sont pas toujours arrêtés là ; ils ont souvent porté un trait de scie sur les extrémités des os laissés dans la plaie. Un des premiers cas est dû à Roux : on peut lire, en effet, dans Velpeau [1], que Roux tomba par mégarde en arrière de l'interligne ; il coupa alors l'extrémité antérieure de l'astragale et du calcanéum ; mais il ouvrit l'articulation tibio-tarsienne, et le malade mourut. Velpeau rappelle, à ce propos, qu'il a conseillé de faire cette section, en 1832. Plus tard, Mayor la fit quatre fois. Ce procédé a aussi été appliqué par les Anglais (Fergusson), et par les Allemands, qui l'appellent amputation *talo-calcanea*, sans lui reconnaître son origine française. Cette opération offre un avantage certain lorsque les téguments font défaut ; elle peut supprimer aussi les extrémités des os lorsqu'elles sont malades ; mais elle fait courir le risque d'ouvrir l'articulation tibiotarsienne, qui est si peu éloignée, que parfois les syno-

[1] Velpeau, *Méd. op.*, 1839, t. II, p. 497.

viales se touchent en avant. Cette ouverture a été faite par quelques opérateurs, d'où ankylose consécutive ; les malades ont pu marcher. Somme toute, cette opération a été pratiquée trop peu souvent pour qu'on la juge définitivement.

Sans recourir à cette section, Malgaigne conseillait d'abattre l'angle formé par la partie inférieure et antérieure du calcanéum ; il pensait que, le pied étant renversé, la marche se faisait sur cet angle qui comprimait la peau, et devenait une cause de douleur et d'ulcération du moignon. Que penser de cela ? Ne sait-on pas que, à la suite de l'opération de Syme, les malléoles qui sont autrement saillantes, se résorbent et s'effacent sans ulcérer le moignon ? n'est-il pas permis de croire que cet angle s'émoussera tout seul ? Du reste c'est ce qui a été constaté dans les autopsies.

Il nous reste à parler de la désarticulation medio-tarsienne avec section horizontale du calcanéum.

On a vu plus haut, à propos de la déformation consécutive à l'opération de Chopart, quelle était l'obliquité de la face inférieure du calcanéum et quel rôle important nous faisions jouer à la forme de cet os (fig. 7). Elle cause en effet l'extension du pied, puisque le point d'appui manque en avant, et un mouvement de torsion du moignon, puisque l'axe de la jambe (A B) passe en dedans du point d'appui. Cette extension du pied sur la jambe amène une obliquité assez prononcée de l'astragale, et des tiraillements ligamenteux. Tout cela sera très peu prononcé chez les sujets dont le pied est plat, car la partie antérieure du calcanéum est chez eux peu distante du sol ; mais chez les sujets à pied cambré, la tendance au renversement sera plus accentuée. Il est facile de remédier à cette fâcheuse disposition.

En examinant les conditions statiques du pied, M. Léon Tripier remarqua qu'un plan horizontal (M N) tangent à la petite apophyse du calcanéum (C) divisait cet os en déterminant une large surface de section traversée par l'axe du membre inférieur.

En sciant, en effet, et en détachant tout le plateau inférieur du calcanéum déterminé par ce plan, on fait reposer le membre inférieur sur une surface horizontale (M N) qui n'a de tendance à basculer ni dans un sens ni dans l'autre, car elle contient l'axe du membre qui lui est perpendiculaire (A B).

Voici, en substance, le procédé de M. Léon Tripier : rétablissement de l'équilibre, après l'amputation de Chopart, par l'ablation d'une portion du calcanéum.

Nous décrirons d'abord la façon de procéder, puis nous ferons ressortir les avantages de cette nouvelle opération.

TRACÉS DES INCISIONS

Dans son ensemble l'incision devra figurer deux portions d'ellipse.

De la partie externe du tendon d'Achille (E, fig. 2), au niveau de la malléole externe, on mènera une ligne un peu concave par en haut, qui passera à deux travers de doigt au-dessous de la malléole péronière, et à un travers de doigt au-dessus de la tubérosité du cinquième métatarsien, pour se rendre en s'arrondissant de plus en plus sur le côté interne du tendon de l'extenseur propre du gros orteil (H), à deux travers de doigt en avant de l'articulation médio-tarsienne (ce qui correspond à l'extrémité postérieure du deuxième métatarsien). Arrivé là, on cherchera sur la face plantaire, à l'union du tiers interne avec les deux tiers externes, un point situé à un travers de doigt plus en avant que le point corres-pondant de la face dorsale (K, fig. 1); c'est le maximum de la courbe ; on prolongera jusqu'à ce point l'incision dorsale, et de là on ira du côté externe rejoindre en ar-rondissant le commencement de l'incision au-dessous de l a malléole externe (I, fig. 2).

On aura ainsi beaucoup de téguments : si ceux-ci man-quaient, on pourrait au besoin se reporter un peu en arrière du tracé indiqué.

OPÉRATION PROPREMENT DITE

(Pied gauche)

1ᵉʳ Temps. — *Section de la peau.* — Avec la main gauche le chirurgien saisit l'avant-pied, le pouce en dessus, les autres doigts en dessous, de façon à mettre le bord interne à découvert, et de la main droite armée d'un petit couteau de Lisfranc on suit le tracé dorsal en allant de gauche à droite, c'est-à-dire du côté interne au côté externe. Au fur et à mesure que l'on avance, le pied est reporté sur la ligne médiane, puis tout à fait en dedans. Alors, changeant la position de la main (le pouce en dessous et les autres doigts en dessus) et portant le pied en dedans de manière à mettre à jour sa face externe, on suit de dehors en dedans le tracé de l'incision plantaire ; au fur et à mesure on porte le pied en dehors pendant que le chi-

rurgien se porte de plus en plus en dedans, de sorte qu'à
la fin de l'incision il tourne presque le dos au malade.

2ᵉ TEMPS.—*Section des tissus sous-cutanés et dissection
de la peau.* — On repasse de la même façon le couteau
au ras de la peau jusqu'à l'aponévrose ; puis, au niveau
de la face dorsale, on la dissèque dans l'étendue de un centimètre environ ; on doit en faire autant en dedans et en
dehors ; on termine ce temps en disséquant et rabattant
la languette de peau intermédiaire aux deux incisions
de la face externe.

3ᵉ TEMPS.— *Section des muscles et des tendons.* — Relevant le pied, on coupe les muscles obliquement jusqu'aux
os, à la face dorsale d'abord, puis à la face plantaire. Il
faut éviter de s'égarer du côté de la face interne par
crainte de blesser les vaisseaux sur plusieurs points ; on
devra alors se servir du couteau rugine et détacher le
périoste sur toute la face inférieure du calcanéum jusqu'à ce qu'on soit arrivé en dedans, à la hauteur de sa
petite apophyse qui doit servir de point de repaire pour la
section de l'os.

4ᵉ TEMPS. — *Désarticulation et section de l'os.* — On
peut désarticuler avant de détacher le périoste. Dans
tous les cas on effectuera ce temps comme il a été dit à
propos de l'amputation médio-tarsienne. Alors on saisira
la partie postérieure du calcanéum d'un côté à l'autre,
avec un fort davier et on l'attirera en avant de manière à
fléchir la tête de l'astragale en haut ; puis, cherchant la
petite apophyse du calcanéum et faisant relever le lambeau, on portera la scie immédiatement au-dessous de
cette saillie et sur le côté interne de l'os. Le plateau infé-

rieur détaché, on devra abattre par un trait de scie l'angle
que forme la surface de section avec la face antérieure du
calcanéum pour que les parties soient arrondies en avant.
En général, on retranche trois centimètres du talon.

Pour le pied droit, le mode d'opérer est le même. On
devra seulement commencer l'incision au côté externe, la
suivre à la face dorsale, au côté interne et enfin à la face
plantaire pour rejoindre le côté externe.

HÉMOSTASE

Comme précédemment, on devra lier ou tordre la pédieuse et les deux artères plantaires. Nous recommandons
vivement de rechercher dans la partie interne du lambeau
le nerf tibial postérieur, et de le retrancher le plus haut
possible pour éviter ces névromes si douloureux et si gê-
nants au point de vue fonctionnel (Verneuil).

PANSEMENT

Il faut suturer avec soin les lèvres de la plaie et ne
pas oublier de placer un drain que l'on pourra condui-
re d'avant en arrière et faire ressortir à chaque extrémité de la plaie. Étant à l'abri de la rétention du pus, on
pourra immobiliser les parties dans un bandage silicaté
remontant jusqu'au-dessus du genou.

APPRÉCIATION

Le mode d'incision rappelle le lambeau plantaire interne de la désarticulation tibio-tarsienne par le procédé
de Jules Roux. Ici le mode elliptique a été employé de

façon à ne pas rétrécir la base du lambeau. De plus les lèvres de la plaie s'adaptent sans froncement ainsi qu'on peut le constater sur la figure 6 dessinée d'après nature. La dénudation du calcanéum, quoiqu'elle soit lente et pénible sur un os sain, a l'avantage de fournir un lambeau périostique, ainsi que le recommandent M. Ollier (voir thèse de M. Masson, Paris, 1866) et M. Langenbeck en Allemagne.

Il suffit de jeter les yeux sur la figure 7, et l'on se convaincra de l'utilité de la coupe horizontale du calcanéum pour rétablir l'équilibre du moignon. Cette coupe a un avantage marqué sur l'amputation sous-astragalienne ; car, non seulement elle conserve un peu plus de longueur du membre, ce qui, quoi qu'on ait pu dire, n'est pas à dédaigner, mais encore elle place le moignon dans de meilleures conditions statiques. Ainsi que l'a bien fait remarquer M. Legouest, l'astragale a sa face inférieure oblique en bas et en avant. Il doit donc y avoir après la désarticulation sous-astragalienne une bascule de l'astragale en sens inverse de celle du calcanéum, ce qui amène des tiraillements dans l'article tibio-tarsien.

En outre la base de sustentation est plus large après la coupe du calcanéum, d'où solidité plus grande au point de vue de l'équilibre. Enfin, après la désarticulation sous-astragalienne, l'astragale n'est plus en rapport avec les muscles et les tendons : or, en pratiquant la coupe du calcanéum, on conserve le tendon d'Achille ; et d'un autre côté, les tendons latéraux étant en rapport avec la gaîne périostique, on aura de la mobilité comme après l'amputation de Chopart, sans en avoir les inconvénients, attendu que l'équilibre du moignon est obtenu.

Cette question d'équilibre est importante, car moins il y aura de tiraillement ligamentaux, et moins il y aura de chances d'arthrite.

En dehors de cette question, la nouvelle opération a sur l'amputation de Chopart l'avantage de demander moins de téguments à la face plantaire, et aussi de pouvoir rendre compte, par l'inspection *de visu* du calcanéum, de l'état d'intégrité ou de maladie de cet os, et cela a son importance, bien que d'ordinaire on puisse dire que l'astragale est envahi par l'affection avant lui. Si, comme dans le cas de Volkmann déjà cité, on trouvait le calcanéum malade, il y aurait lieu d'amputer plus haut.

Nous croyons avoir établi que l'opération que nous avons décrite l'emporte sur la sous-astragalienne et sur celle de Chopart, toutes les fois qu'on voudra éviter la bascule du calcanéum ; nous reviendrons sur un seul fait, l'absence de tiraillements ligamenteux pendant la station après la section du calcanéum.

Il est facile de s'en rendre compte par l'expérience suivante : si l'on applique sur le plan horizontal d'une table la surface sectionnée du calcanéum et que l'on exerce sur le tibia maintenu parfaitement vertical une forte pression de haut en bas, on ne voit aucun mouvement se produire du côté des os conservés. Si, dans cette position l'on découvre l'articulation, on peut sectionner un à un tous les ligaments de l'articulation tibio-tarsienne, et couper le dernier sans qu'il se produise une tendance au glissement du côté de l'astragale. On peut même séparer complètement le tibia de l'astragale laissé sur la table, puis replacer le tibia dans sa position nor-

male et exercer sur lui des pressions verticales sans que
le tibia et l'astragale aient de la tendance à se déplacer.
Le seul mouvement que l'on pourrait trouver serait un
léger mouvement en bas et en dedans de la tête de l'astragale; mais les parties molles plus épaisses à ce niveau
empêcheront l'astragale de se déplacer.

D'après les données théoriques que nous avons fournies, on voit que la coupe transversale du calcanéum
doit être une bonne opération. Au point de vue pratique,
on pourra peut-être objecter l'étendue de la surface
osseuse sectionnée : mais dans les amputations de
Pirogoff ou de Lefort, les surfaces spongieuses ont une
étendue presque double.

On dira certainement qu'il manque à ce procédé la
sanction clinique. Cela est vrai; mais, avant qu'un procédé soit appliqué, ne faut-il pas qu'il ait été signalé?
Aussi présentons-nous cette opération comme fournissant
les meilleures conditions théoriques, laissant à l'avenir
le soin de juger de sa valeur pratique.

EXPLICATION DE LA PLANCHE

EXPLICATION DE LA PLANCHE

Figure I

CD, tracé de l'opération ordinaire.
KH, tracé de l'opération avec coupe du calcanéum.

Figure II

ABDC, tracé de l'opération ordinaire.
HIE tracé de l'opération avec coupe du calcanéum.

Figures III et IV

Résultats de l'opération ordinaire avant et après la suture.
    a, *c*. extrémités antérieures de l'astragale et du calcanéum.
    d. *d*, drain.

Figures V et IV

Résultats de l'opération avec coupe horizontale du calcanéum, avant et
après la suture.
    a tête de l'astragale.
    c surface de section du calcanéum.
    dd drain.

Figure VII

C, petite apophyse du calcanéum.
MN, section du calcanéum par un plan horizontal tangent à la petite apo-
physe.
AB, axe prolongé du membre inférieur.

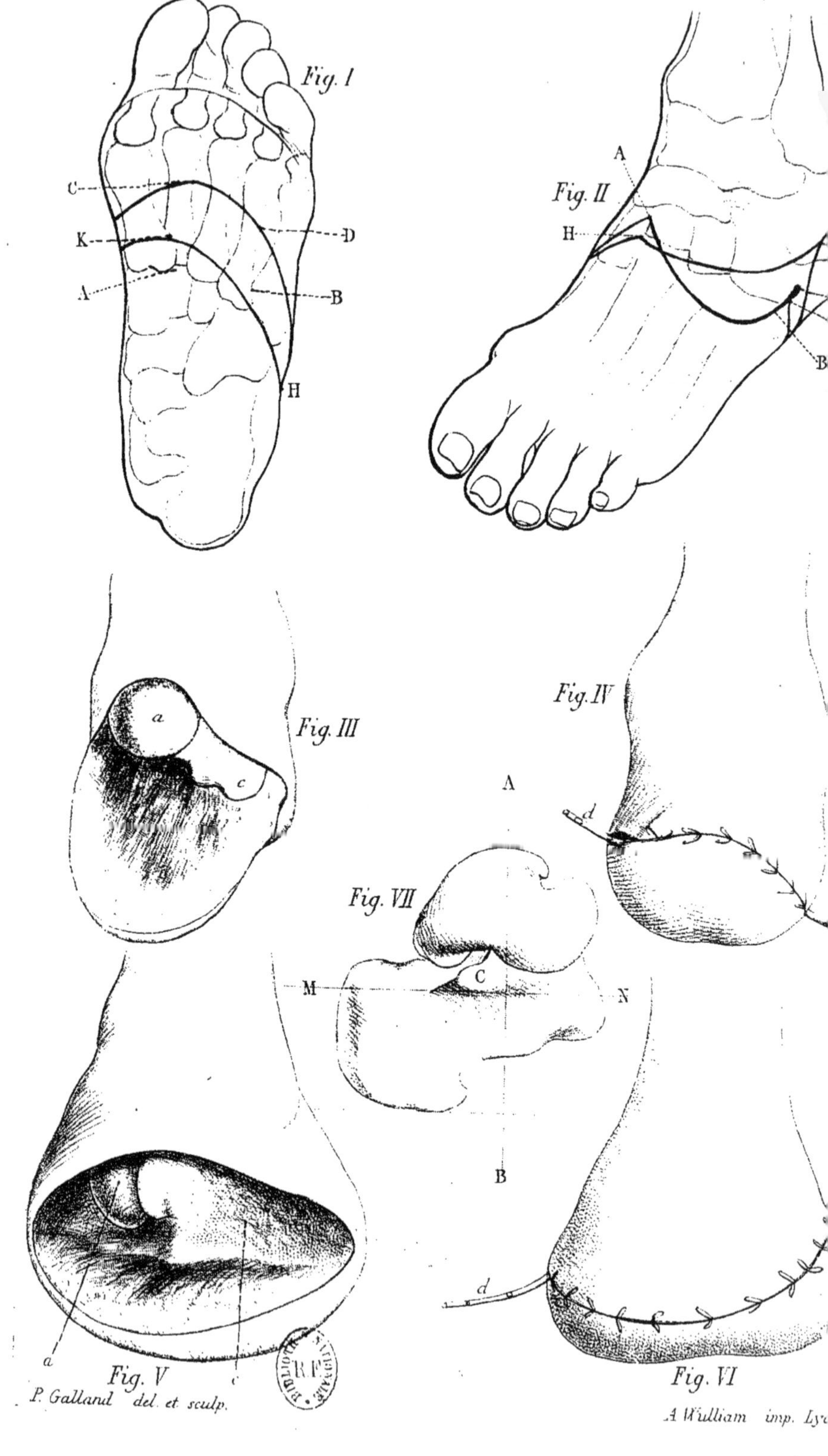

P. Galland del. et sculp.

A. William imp. Lyon

283